国家出版基金项目
NATIONAL PUBLICATION FOUNDATION

总策划　复旦大学医学科普研究所

总主编　樊　嘉 院士　董　健 所长

心理专家

聊健康热点

季建林　陈　华

（主　编）

U0195890

上海科学技术文献出版社

Shanghai Scientific and Technological Literature Press

图书在版编目（CIP）数据

心理专家聊健康热点 / 季建林，陈华主编．—上海：上海科学技术文献出版社，2024

（医学专家聊健康热点．复旦大健康科普丛书 / 樊嘉，董健主编）

ISBN 978-7-5439-9058-6

Ⅰ．①心…　Ⅱ．①季…②陈…　Ⅲ．①心理健康—健康教育　Ⅳ．① R395.6

中国国家版本馆 CIP 数据核字（2024）第 075330 号

书稿统筹：张　树
责任编辑：王　珺
封面设计：留白文化

心理专家聊健康热点

XINLI ZHUANJIA LIAO JIANKANG REDIAN

季建林　陈　华　主编
出版发行：上海科学技术文献出版社
地　　址：上海市淮海中路 1329 号 4 楼
邮政编码：200031
经　　销：全国新华书店
印　　刷：商务印书馆上海印刷有限公司
开　　本：720mm×1000mm　1/16
印　　张：15.25
字　　数：191 000
版　　次：2024 年 7 月第 1 版　2024 年 7 月第 1 次印刷
书　　号：ISBN 978-7-5439-9058-6
定　　价：68.00 元

http://www.sstlp.com

丛书编委员

总主编：樊　嘉（中国科学院院士、复旦大学附属中山医院院长）

董　健（复旦大学医学科普研究所所长、复旦大学附属中山医院骨科主任）

编委会委员（按照姓氏笔画排序）：

丁　红	丁小强	马晓生	王　艺	王小钦	王达辉	王春生
亓发芝	毛　颖	仓　静	任芸芸	华克勤	刘天舒	刘景芳
江孙芳	孙建琴	孙益红	李　娟	李小英	李益明	杨　震
吴　炅	吴　毅	余优成	汪　昕	沈锡中	宋元林	张　颖
陈　华	陈海泉	林　红	季建林	周　俭	周平红	周行涛
郑拥军	项蕾红	施国伟	姜　红	洪　维	顾建英	钱菊英
徐　虹	徐辉雄	高　键	郭剑明	阎作勤	梁晓华	程蕾蕾
虞　莹	臧荣余	漆祎鸣	谭黎杰			

本书编委会

主　编：季建林　陈　华
副主编：李园园　付晓雨
编　者（按照姓氏笔画排序）：

于　泽　王　渊　叶尘宇　付晓雨　冯　威　刘　也　刘　群
刘文娟　刘丽君　李园园　李海滨　杨平原　佘　蔚　耿瑞杰
翁加俊

总序

　　上海医学院创建于 1927 年，是中国人创办的第一所"国立"大学医学院，颜福庆出任首任院长。颜福庆院长是著名的公共卫生专家，还是中华医学会的创始人之一，他在《中华医学会宣言书》中指出，医学会的宗旨之一，就是"普及医学卫生"。上海医学院为中国医务界培养了一大批栋梁之材，1952 年更名为上海第一医学院。1956 年，国家评定了首批，也是唯一一批一级教授，上海第一医学院入选了 16 人，仅次于北京大学，在全国医学院校中也是绝无仅有。1985 年医学院更名为上海医科大学。2000 年，复旦大学与上海医科大学合并组建成复旦大学上海医学院。历史的变迁，没有阻断"上医"人"普及医学卫生"的理念和精神，各家附属医院身体力行，努力打造健康科普文化，形成了很多各具特色的科普品牌。

　　随着社会的发展，生活方式的改变，传统的医疗模式也逐渐向"防、治、养"模式转变。2016 年，习近平主席在全国卫生与健康大会上强调"要倡导健康文明的生活方式，树立大卫生、大健康的观念，把以治病为中心转变为以人民健康为中心"。自此，大健康的概念在中国普及。所谓"大健康"，就是围绕人的衣食住行、生老病死，对生命实施全程、全面、全要素地呵护，是既追求个体生理、身体健康，也追求心理、精神等各方面健康的过程。"大健康"比

"健康"的范畴更加广泛，更加强调全局性和全周期性，需要大众与医学工作者一起参与到自身的健康管理中来。党的二十大报告提出"加强国家科普能力建设"，推进"健康中国"建设，"把人民健康放在优先发展的战略地位"，而"健康中国"建设离不开全民健康素养的提升。《人民日报》发文指出，医生应把健康教育与治病救人摆在同样重要的位置。健康科普的必要性不言而喻，新时期的医生应该是"一岗双责"，一边做医疗业务，同时也要做健康教育，将正确的防病治病理念和健康教育传播给社会公众。

为此，2018年12月26日，国内首个医学科普研究所——复旦大学医学科普研究所在复旦大学附属中山医院成立。该研究所由国家科技进步二等奖获得者董健教授任所长，联合复旦大学各附属医院、基础医学院、公共卫生学院、新闻学院等搭建了我国医学科普的专业研究平台，整合医学、传媒等各界智慧与资源，进行医学科普创作、学术研究，并进行医学科普学术咨询和提交政策建议、制定相关行业规范，及时发布权威医学信息，打假网络医学健康"毒鸡汤"，改变网络上的医疗和健康信息鱼龙混杂让老百姓无所适从的状况，切实满足人民群众对医学健康知识的需求，这无疑是对"上医精神"的良好传承。

为了贯彻执行"大健康"理念和建设"健康中国"，由复旦大学医学科普研究所牵头发起，组织复旦大学上海医学院各大附属医院的专家按身体系统和"大专科"的分类编写了这套"医学专家聊健康热点（复旦大健康科普）丛书"，打破了以往按某一专科为核心的科普书籍编写模式。比如，将神经、心脏、胃肠消化、呼吸系统的科普内容整合，不再细分内外科，还增加了肿瘤防治、皮肤美容等时下大众关注的热门健康知识。本丛书共有18本分册，基本涵盖了衣食住行、生老病死等全生命周期健康科普知识，也关注心理和精神等方面的健康。每个分册的主编均为复旦大学各附属医院著名教授，都是各专业的领军人物，从而保证了内容的权威性和科学性。

丛书中每个小标题即是一个大众关心的医学话题或者小知识，这些内容精选于近年来在复旦大学医学科普研究所、各附属医院自媒体平台上发表的推文，标题和内容都经过反复斟酌讨论，力求简单易懂，兼具科学性和趣味性，希望能向大众传达全面、准确的健康科普知识，提高大众科学素养和健康水平，助力"健康中国"行动。

樊嘉

中国科学院院士

复旦大学附属中山医院院长

董健

复旦大学医学科普研究所所长

复旦大学附属中山医院骨科主任

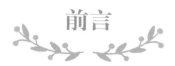

前言

　　人人都享有健康的权利，精神卫生是健康不可或缺的组成部分，没有精神健康就没有健康。生命是一个旅程，从青葱少年到白发苍苍，每一段旅程都有各自的欢喜哀愁，而精神心理问题可能看着像是愁云惨雾，若遇到气流，或许又变成随风潜入夜，润物细无声的喜雨，而你我都可以成为这股清流。

　　本书由复旦大学附属医院的精神心理卫生工作者共同编写，我们把临床诊治工作中遇到的常见问题结合公共预防干预知识，编写了这本科普图书，旨在帮助大众提升心理健康意识。我们从临床工作中收集人群常见心理困扰，以"问""答"的形式组织编写，从情绪管理、睡眠卫生及健康饮食等日常生活中的问题着手；以跨越整个全生命周期的常见情绪心理问题为主干；针对孕产妇、肿瘤、慢病人群及物质依赖、感染疾病等特殊人群予以重点关注，同时也兼顾目前处于家庭和社会中流砥柱的职场人群的压力管理和心理调适。有以案例的形式具体描述了临床表现的特点、引发因素及应付方法；即"是什么，为什么，怎么办"；也有对于临床中许多来访者提出的一些具体问题做分析解答，用朴素的语言让大众理解每一个人可能都体验到的担心、紧张、恐惧、孤独、悲伤这些情绪；在成长过程中也都经历的烦恼：如对考试的担忧，以及在人际交往、家庭生活、学习、工作压力、健康问题等方面的心烦意乱，愁眉不展。精神健康是一种幸福状态，在这种状态下每个人能够施展自己的潜能，应对正常的生活压力并富有成效地学习、工作，为社会做出贡献。国家《"健康中国 2030"规划纲要》提出，加大全民心理健康科普宣传力度，提升心理健康素养。本书就是此要求的具体落实，不仅有答疑解惑，还有许多关于生活方式调整的建议，有自我关怀的方法指导，并为正确求助指点迷津，帮助读者从转变观念态度开始，到具体的行动、方法，促进和保护精神心理健康。可谓学而时习之，不亦乐乎！

　　精神心理健康是每个人都可以享有的权利，若是每个人都能多了解一些精神心理的知识，对自己及身边的家人、朋友、同学、同事多一分理解和包容，对自己的"心"有更多的呵护，那我们就能创造一个心理健康的生态环境。所以也期待这本书在读者的生命中，播撒些心理健康的种子，将生命旅途点缀得花香弥漫，使得穿花拂叶的行人，即使踏过荆棘，也不觉痛苦，拨开浮云，就见天空海阔。

季建林

复旦大学附属中山医院心理医学科主任，教授

陈华

上海市老年医学中心心理医学科执行主任，主任医师

2024 年 5 月

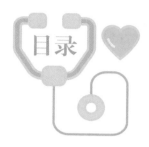

目录

成瘾相关心理热点问题

感染性疾病相关心理热点问题

处方笺

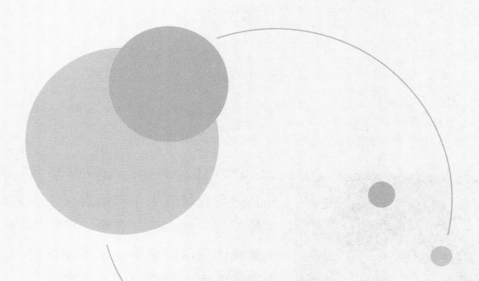

情绪相关心理

热点问题

医师：＿＿＿＿＿＿＿＿＿＿＿＿

临床名医的心血之作……

四个题目测出抑郁症前兆

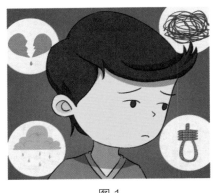

图1

47岁的廖先生，这位某知名外企的高管最近半年来因为身体的各种不适，如头疼、背痛、腹痛等反复发作到医院就诊，在经过各种先进的医疗检查都没能查出廖先生究竟哪个器官出了问题的情况下，病房管床医生无计可施，无奈之下请医院心理科协助会诊。在会诊过程中，廖先生并没有表现出常见的情绪低落，言语动作减少，说起他的工作更是眉飞色舞。一旁妻子却对他的过于投入工作行为表现出了不满，夫妻俩还为此事在病房里起了争执。通过心理科医生的询问发现，近两年来，谦和有礼的廖先生变得非常易怒、暴躁，平时喜欢运动的他也不愿多参加，最近一年睡眠也不太好，常常用酒精来助眠，在最后的询问中廖先生才吐露出自己曾经有过消极的想法，碍于家里的老小需要照料，他一直很痛苦地过着每一天。经诊断，廖先生患有抑郁症。

怎么判断自己有没有得抑郁症？

先来做做以下四个题目吧。

Q1：过去几周（或几个月）你是否感到无精打采、伤感，或生活的乐趣变少了？

回答"是"为阳性；

Q2：除了不开心之外，是否比以前更悲观或想哭？

回答"是"为阳性；

Q3：你经常早醒吗（事实上你并不需要那么早醒来）？

回答每月超过一次为阳性；

Q4：你近来是否经常想到活着没意思？

回答"经常"或"是"为阳性；

如果以上四个问题的答案都是 YES 的话，那你可能有了抑郁症的前兆。

抑郁症是一种常见的精神卫生问题，主要表现为情绪低落、思维迟缓和言语动作减少，会显著影响个体的身心健康、社会交往、职业能力及躯体活动。据世界卫生组织（WHO）统计的最新数据显示，全球约有三亿五千万抑郁症患者。2014 年《自然》杂志报道了全球抑郁症流行病学情况：中国的抑郁症患病率为 3.02%。如果以 3% 的普通人群患病率来推算，14 亿中国人中约有 4200 万抑郁症患者，但真正接受抗抑有效治疗的患者比例不足 10%。

"很多抑郁症患者及其身边人可能并没有将抑郁症视为一种疾病，单纯认为这是个人心里的私事。他们把社会压力所带来的情绪问题认为是自己的正常反应。虽然每个人都有心情低落的时候，但如果持续时间长，就应该当作疾病来治疗。"复旦大学附属中山医院心理医学科主任季建林教授表示，如果不能得到有效治疗，10%~15% 的抑郁症患者最终会自杀身亡。但如果能得到早期诊治，及时使用抗抑郁药物等治疗手段，可使 70% 以上的抑郁症患者获得显著的情绪改善。此外，抑郁症在女性人群中较男性更易被识别与发现，因男性较女性更容易压抑自己的情绪，他们不太会通过各类手段去积极治疗这种压抑，所以男性抑郁症患者的自杀率比女性要高 2~3 倍。

抑郁症不是性格软弱，而是可能发生在任何人身上的一种疾病，包括老年人、青年、女性和儿童。抑郁有许多症状：1. 情绪低落，兴趣减退；2. 感到悲伤，空虚，生活没有意义；3. 面对日常工作生活感到困难；4. 自责：感到自己一无是处，内疚绝望；5. 焦躁不安，难以相处；6. 寝食难安，失去食欲，睡眠更多或更少；7. 失去自信，害怕被人关注、担心被人议论；8. 缺乏动力，和重新站起来相比，躺倒变得更容易；9. 注意力无法集中，感到记忆力变差，完成任务困难；10. 有伤害自己或消极自杀的念头；11. 消极地看待这个世界。

抑郁症可治愈吗？抑郁症并不是一种软弱的表现，而是可以救治的疾病，有心理治疗、运动治疗等非药物治疗，以及服用抗抑郁药物治疗，或两者兼用的方法。如果认为自己患有抑郁症，应首选向当地的卫生保健工作者或医生求助。除此之外，还可以尝试这些方法：

常与家人和朋友联系；

经常运动，哪怕只是短距离散步；

坚持规律的饮食和睡眠习惯；

避免或限制酒精摄入并避免使用非法药物；

同自己信赖的人谈论感受（许多人在与知心朋友交谈后都会感觉好一些）；

寻求专业人员帮助，如社区全科医生或精神科医生；

要有耐心，相信通过正确的治疗，症状会有所改善；

继续坚持以前喜欢的活动。

（李建林）

学会情绪管理，天天晴空万里

"情绪"这个词大家都非常熟悉，我们常说"这段时间情绪不错"或者说"今天情绪很糟糕"又或者说"近来情绪很不稳定"。有时也会用类似的词语来描述情绪，比如"心情""情感""感觉"等。

情绪会对我们身体有哪些影响呢？

情绪与身体健康

一般来说积极情绪对健康有益，消极情绪会影响身心健康。愉快而平稳的情绪，能使人的大脑处于最佳活动状态，保证体内各器官系统的活动协调一致，表现为食欲良好，睡眠充足，精力充沛，能提高脑力和体力劳动的效率和耐受力，令整个机体的免疫系统和体内化学物质处于平衡状态，从而增强对疾病的抵抗力。

我国自古就有"喜伤心、怒伤肝、思伤脾、忧伤肺、恐伤肾"之说。过度的消极情绪，长期的不愉快、恐惧、失望，会影响我们的消化系统、心血管系统、泌尿系统、生殖系统、呼吸系统、内分泌系统等。消极情绪还可以引起免疫力低下，令人容易患上各种疾病。

情绪与心理健康

情绪影响人们对事物的看法或者态度，影响人的注意力、记忆力与思维能力。人的情绪虽然主要受皮层下中枢支配，但是当这一部分活动过强时，大脑皮层的高级心智活动，如推理、辨别等将受到抑制，使认知范围缩小，不能正确评价自己行动的意义及后果，自制力降低；还会引起正常行为的瓦解，使工作和学习效率降低。所以说不能在糟糕的情绪状态下作重要的决定。

情绪反映一个人的自我评价的同时也会影响人际关系，积极情绪能使别人更喜欢接近自己，从而有助于建立良好的人际关系。情绪因素也是心理疾病的重要决定因素，如焦虑、抑郁、恐惧、失眠等。总的来说，适度兴奋、紧张是有益的；情绪反应过强，长期处于消极情绪体验中，易患身心疾病。

情绪的产生是由什么决定？

人的情绪一般是由客观事物激发的，比如我们吃了大餐心情愉悦，这种情绪是由美食激发的，但并不是所有的事物都能激发情绪，一般是与你的需要有关系，比如我们抬头看看天空，情绪没什么变化，但如果是一个雾霾天，那我们可能心存怨念，因为想到雾霾可能影响我们的健康。虽然情绪是由客观事物激发，但情绪的性质则是由你对刺激情景的认知决定的。

夫妻两人在小区里散步，迎面碰到他们的邻居，但对方没有与他们招呼，径直走了过去。丈夫对此是这样想的："他可能正在想别的事情，没有注意到我们。即使是看到我们而没理睬，也可能有什么特殊的原因。"而妻子可能有不同的想法："是不是上次顶撞了她一句，她就故意不理我了。"两种不同的想法就会导致两种不同的情绪和行为反应。前者可能觉得无所谓，该干什么就干什么，而后者可能忧心忡忡。从这个简单的例子中可以看出，人的情绪及行为反应与人们对事物的想法、看法有直接关系。面对同一件事，不同的人会有不同的解释和感受。因此"人非为事物所扰，乃为其观而自扰之"。

如何保持好的情绪状态

1. 换种想法心情好

既然情绪由我们的认知也可以说是我们的想法决定，那么遇到任何不好的事情我们都可以尝试换一种想法，也许就可以由悲转喜，或由愤怒转而平静。你的想法就是一副眼镜，不同的聚焦有不同的结果，它决定了你看世界的样子。

2. 学会记录自己的心情，进行审视，找出一些负面的情绪类型或想法。

表 1　记录自己的心情

时间	情绪事件	情绪类型（你的想法）

3. 小方法

知足常乐，经常想一些自己已经拥有的东西；

坚持锻炼，偶尔放松，换个地方，呼吸一下新鲜空气；

保持幽默感，交几个知心朋友，保持自信心，学会宽恕别人；

学会和别人一起分享喜悦，乐于助人，保持微笑。

（李园园）

当他抑郁了，家属怎么办？

看到家人或朋友出现抑郁情绪时，我们总想伸出援助之手，希望能帮他们从抑郁的世界里走出来。然而，有时事与愿违，我们的"热情"仿佛改变不了什么，一些激励的话语甚至会起反作用，感觉抑郁的世界无法捉摸……

我们先走进抑郁症患者的世界

（1）我看起来是我，其实已不是我。

患者有时仍然坚持学习、工作、生活，甚至偶尔也会嬉笑打闹，但内心已体会不到快乐。

（2）我的世界是灰色的，对什么都不感兴趣。

抑郁症患者有时对大部分你认为很有趣的事情都没兴趣。打游戏聊天，唱歌跳舞，美食美酒，一切都变得没有吸引力。

（3）有时会感到内疚，感觉生病是我的错。

患者常常为患病而感到不安，认为自己的能力不足，什么都做不好。告诉情绪低落的人"振作起来"，或者"高兴起来"，有时反而增加内疚感，让他们感觉更糟。

（4）那些看起来的小事，却压垮了我。

严重的抑郁症患者疲乏感明显，简单的家务，如起床、刷牙、洗脸，甚至是吃饭、讲话都很困。请理解他们，他们不是变懒了，他们是生病了。

（5）世界在与我远离。

抑郁症患者有时感到一切都不再真实，生活变得毫无意义，陪伴自己的只有压抑和孤独，总想寻求解脱。

（6）我想求助于他人，但我怕。

抑郁症患者自尊心很强，谈到自己的疾病会感到尴尬和羞耻，有时尝试着向亲人朋友吐露心声却发现很难得到理解。最终会选择一个人默默地承受、一个人流泪、一个人痛苦，万念俱灰。

抑郁症患者的家属和朋友应该怎么做？

（1）默默地陪伴，少讲道理，多鼓励。

当患者安静的时候，那些大道理、心灵鸡汤的话，请适可而止，说多了，给患者带来的只有反感、负担、抵触，这个时候，作为家属、朋友，默默地陪伴才是最合适的方式。

（2）告诉他抑郁症可以治愈，帮助建立信心，鼓励寻求专业医生的帮助。

抑郁症并不难治，只要及时就医，规范治疗，治愈率能够达到85%。同时要注意抑郁症复发率也较高，要督促患者按时服药，定期复诊。

（3）为患者创造轻松愉快的环境氛围。

提供安静而舒适的环境，多倾听他们的心声，时常讲一些开心的事情，一起听听舒缓的音乐，偶尔

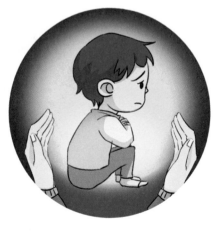

图2

出去晒太阳。

（4）照顾好患者的生活起居。

帮助患者履行日常任务，饮食做到清淡、营养、规律，保持充足的睡眠。如果可以，鼓励患者进行适当的运动，例如每天散步半小时。从小事做起，帮他们制订计划，当抑郁症状有所缓解时，试着让患者专注于一个小又不至于花费太多精力的任务，循序渐进推进。随着患者病情的进一步好转，可以帮他们在时间表上添加更多的活动。

有人说抑郁就像情绪感冒，生病的时候情绪低落，无缘无故地伤感，对什么都不感兴趣，对自己没有信心，记忆力减退，时常出现头痛、头昏、疲劳等症状，感到难以继续正常工作和生活。但只要坚持和努力，再加上医生的帮助，家人朋友的照顾，患者麻木的情绪会逐渐开始融化，再次出现活力的火花，感受到生活的美好。

（李园园）

焦虑、抑郁不仅仅是一种情绪

日常生活中，人们遇到一些事情时，往往会表现出不同的情绪。比如考试前会紧张、焦虑，亲人生病、病故时会感到忧郁、悲伤。那如何判断这些负面情绪是一时的，还是自己患上了焦虑症、抑郁症呢？

其实，焦虑症和抑郁症并非同一种疾病，虽然它们都是情绪上的疾病，但表现并不相同。焦虑症表现为情绪起伏波动，抑郁症则是心境低落，情绪跌到谷底；在临床表现上，焦虑症更多表现为神经功能的焦虑感，亢进，伴随心慌、心神不宁，抑郁症是对任何事都不感兴趣；焦虑症患者对自身要求过高，对未来充满担忧，抑郁症患者则是对过去感到后悔、自责；焦虑症常与个性特征有关，患病年龄较早，青少年居多，抑郁症可能与生活事件、遗传基因相关，多数患者为 25 岁左右起病。

日常生活中，如何判断自己的焦虑、抑郁是一时情绪还是已发展为疾病，我们可以从多方面进行观察。第一，生活、工作是否受到影响，例如考试前紧张是正常的，但是紧张到无法参加考试，甚至拒绝去学校，这就需要引起注意了；第二，持续时间是否超出了正常范围，例如，不明原因的抑郁、悲伤、焦虑不安，且持续时间超过多月甚至半年，这可能就不是单纯的一时情绪了；第三，观察性格是否出现了巨大反差，例如一个原本性格大大咧咧的人，变得沉默寡言。

"早发现、早诊断、早治疗"是提高焦虑症、抑郁症治愈率的关键。发现自身情绪反应不正常时，应及时去医院就诊。焦虑症、抑郁症都有严格的诊断标准。例如，诊断抑郁症时，患者须符合以下九条症状中的五条以上，且必须符合第一、第二条核心症状中的一条，方可确诊。

第一，心境低落，开心不起来；

第二，兴趣缺乏，对任何事都提不起兴趣；

第三，睡眠质量差，睡不着、吃不下；

第四，精神运动迟滞或激越，如话少、行为活动少且被动，或容易烦躁不安、急躁；

第五，注意力难以集中，不爱动脑筋、不想说话，连与家人的交流都变少；

第六，过于悲观、负面；

第七，丧失信心，认为自己事事不如他人，对前途悲观绝望；

第八，对异性、配偶不感兴趣；

第九，觉得活着没意思，甚至会产生自杀的想法。

对于抑郁症、焦虑症的预防，患者首先要注意调整生活方式，保证夜间充足的睡眠，白天进行适当户外运动。其次，要保持良好的心态，遇到挫折时要有"塞翁失马，焉知非福"的心态，坦然面对，不过分悲观、怨天尤人。再次，要学会自我情绪调节，当感到紧张、焦虑时，适当放松，转移注意力，稳定情绪。最后，积极寻求社会力量的支持，找朋友倾诉，分解压力，重塑信心，排解不良情绪。轻、中度焦虑症患者，抑郁症患者，一般通过自我调节或心理辅导就能治愈，如果达到了重度或给工作、生活带来长时间的严重影响，则需要进行药物治疗。

（季建林）

为什么女性更容易得抑郁症？

研究显示，女性抑郁症患病率为男性的两倍。这是由哪些原因引起的呢？我们可以从以下三方面来探讨。

生物学因素

抑郁症的遗传几率约为 30%~40%，女性的遗传风险高于男性。女性在负面生活事件下更容易罹患情绪障碍，包括抑郁症、恐惧症、焦虑症等，而男性则更倾向于出现攻击行为、酗酒、滥用药物等。

从青春期、孕期、哺乳期，到绝经期，女性在不同生命周期，都伴随着性激素水平的不断变化，而在激素剧烈变化期，抑郁风险也显著升高。近年来，产后抑郁症、围绝经期抑郁症、经前期综合征，得到了越来越多的重视。

心理学因素

从青少年期开始，女性的情绪不稳定性开始显著高于男性，并持续终身。女性更容易经历焦虑、愤怒、内疚和抑郁情绪，应对未知环境未知的抗压能力较差，更有可能将正常情况理解为受到威胁，将小挫折视作绝境。

对待生活中的负面事件，女性更倾向于将原因归结为自己能力欠缺、性格不好，更易出现抑郁情绪。当情绪低落时，男性喜欢通过运动发泄，比较容易转移注意力，女性不愿意多活动，多反复思虑情绪低落的原因并给出各种解释，导致重复体验伤痛，这也会延续抑郁情绪。

相对男性，女性具有更强烈的同情心，更渴望亲密的人际关系和他人的认同。女性也比男性更能忍受生活事件带来的痛苦，更多地把感情花费在人际关系中，面对失败更容易责备自己。因此遇到了同等的负面性质的生活事件，女性更容易患上抑郁症。

社会环境因素

一方面，社会对于一个"好女人"的要求比好男人苛刻得多。对女性在职场上的要求已经和男性几乎平等，但与此同时，家庭的责任还是会更多地压在女性身上。当面临家庭与事业的冲突时，事业上的投入往往给女性带来恐惧感和内疚感，这些是很多男人不曾背负的。

另一方面，全球范围内，性别不平等的现象仍然普遍存在，针对女性的暴力，包括躯体暴力、性虐待、强奸、绑架等，屡见不鲜，在某些地区还存在强迫结婚及生育等，都可能升高女性罹患抑郁的风险。相比于男孩，女孩遭受童年期性虐待的风险更高，成年后更容易出现抑郁。

现如今，在多重角色冲突之下，众多严苛的要求和期待之下，女性还是得首先关注自己的心理健康，爱护自己，远离抑郁。

（刘文娟）

焦虑怎么办？放松练习，一起来

小时候我们为考试和学习焦虑，长大了我们为工作和抚养小孩焦虑，老了我们为自己的身体健康焦虑。也许有一天，你突然发现，人生的旅途就是不断在与各种焦虑抗争的过程。

适度的焦虑有时会帮助我们，让我们效率提高；有时会牵绊我们，让我们疲惫烦躁，亦敌亦友。如何处理过度的焦虑情绪呢？可以行动起来，尝试放松练习！

放松训练是指通过主动松弛肌肉和放松精神，改善身体和心理应激反应，调节自主神经功能，可以缓解肌肉痉挛、减轻焦虑、改善睡眠等。

呼吸放松法

采用腹式呼吸。双肩自然下垂，慢慢闭上双眼，然后慢慢地深深地用鼻子吸气，吸到足够多时，憋气两秒钟，再把吸进去的气缓缓地呼出。注意感觉自己的呼气、吸气，体会"深深地吸进来，慢慢地呼出去"的感觉。重复做这样的呼吸 20 遍，每天两次。

肌肉放松法

有意识地去感觉主要肌肉群的紧张和放松，从而达到放松的目的。将注意力依次集中在手臂、脸和颈部、胸、肩、背、腹部、腿和脚。使每一组肌肉能够先绷紧再放松。例如：伸出双手，用力握紧拳头，坚持 5~10 秒，注意感受这种紧张，有胀、酸麻等感觉，然后放松双手，仔细体会放松的感觉，再重复一次。

注意

（1）肌肉由紧张到放松要保持适当的节奏，与呼吸相协调；

（2）每一组肌肉练习之间应有一个短暂的停顿；

（3）每次练习应从头至尾完整地完成；

（4）持之以恒，才见成效。每天练习 1~2 次，每次大约 15 分钟。

想象放松法

选一个安静舒适的房间，平躺或坐在沙发上，闭上眼睛，想象一个熟悉的、令人快乐的、具有美好联想的景致，或是海边沙滩，或是公园的草坪，或是湖边绿地，敞开想象，随意幻想。

正念练习放松

当情绪不好时，不管在做什么都暂时停下手中的事情，深吸气，呼气，感知呼吸，回到当下，主动去观察去注意此刻正在发生什么，只观察不评判带着正念态度，继续刚才的事。

过度关注未来，我们会担心、紧张、焦虑、不安、烦恼。

放不下过去，我们会痛苦、愧疚、后悔、怨恨、悲伤。

请回到当下的时刻，调理好情绪，充分利用你的感官，去观察、去聆听、去感受，不去评判。

最后要提醒一下，焦虑情绪，如果严重影响到我们的工作生活，建议尽快去医院心理科或精神科就诊。

（李园园）

生活中的"小恐惧"

　　有的人怕蟑螂，一看见黑黑大大的它们就紧张得要死，不能呼吸。有的人害怕虫子，那些软软的多足的虫子，常常令女孩子花容失色。还有的人害怕密闭的地方，不敢乘地铁，不敢坐电梯，更不敢去逛地下商场。一位来就诊的患者有密集恐惧，看到类似莲蓬头的东西就会头皮发麻、浑身发痒、汗毛直立。大家也可能遇到过许多类似的情况，怕血、怕黑、怕高、怕雷电、怕剪刀……

　　生活中的恐惧无处不在，如影随形。无论接受还是厌恶，它都属于你生命的一部分。恐惧是一种痛苦的体验，但不完全是消极有害的，它跟机体的痛觉一样具有自我防卫作用。精神的恐惧和紧张是一种自然的代偿反应，它能调动体内各种因素，使机体处于一个高度警觉的戒备状态——"准备战斗或逃跑"，以应对来自周围环境的伤害。

　　但有时小的恐惧愈演愈烈也有可能成为恐惧症。恐惧症患者常常感到异乎寻常地恐惧和不安，可伴有脸红、气促、出汗、心悸、血压变化、恶心、无力甚至昏厥等症状，患者明知不必要不合理，但仍然出现恐惧情绪和回避心理，难以自制，以致影响正常的生活。

　　那些容易恐惧的人往往性格内向、胆小、羞怯、依赖，容易紧张焦虑。体内交感神经系统兴奋占优势，肾上腺素、甲状腺素的分泌增加，神经系统的觉醒水平增高。也有部分人存在幼年受到惊吓的经历。研究显示患恐惧症的女性比例明显高于男性，进化心理学家将此追溯到史前时期的人类遗传：负责狩猎的男人不应该害怕，而负责守护火种和孩子的女人应该保持高度警惕，需要适当利用恐惧。

当恐惧开始影响生活，我们并非无能为力，若要摆脱它，需要首先找到恐惧的源头，再培养面对它的勇气和习惯。但也不要把所有时间和能量都用于寻根问底，有时真正的原因确实很难发现。遇到恐惧的对象，不妨做一下深呼吸，深吸一口气，屏住，心里默念"123"，再慢慢吐出，反复几次，看看心情是否平静了许多。也可以闭上眼睛想一下开心的画面，海边，风吹，草地，蔚蓝的天空，鸟语花香。越是恐惧越不要回避，逐渐接近恐惧的对象，循序渐进。如果怕狗，那就先看看狗狗的照片，有点怕，但也能忍受；再听听狗狗的叫声，心跳有点加速，听了几次貌似也好了许多。再逐渐试着看看小狗在远处嬉戏，甚至靠近它轻轻地抚摸。

当严重的恐惧症，明显影响了正常的工作生活，光靠自己的努力可能不够的情况下，应求助心理医生或精神科医生，进行正规的心理治疗或药物治疗。

（李园园）

惊恐发作会导致死亡或发疯吗？

惊恐发作的患者经常害怕会心肌梗死或窒息导致突然死亡，这种恐惧加重了焦虑情绪，使症状发作更加频繁。

体育活动时产生的心悸和心跳加快，大家都觉得很正常，但若在静息时心悸，就会让人担心害怕。因为似乎无法解释心悸的原因，然而单是心理因素（焦虑、懊恼、愤怒），就可能造成严重的心悸。不论这种心悸、心跳的感觉多么惊心动魄，都不会因此造成心肌梗死。心肌梗死的患者最显著的症状是剧烈的心前区疼痛，而非单纯的心率改变。

惊恐发作时会有胸闷、喉部哽噎感，是因为胸肌过度紧张、喉肌痉挛所致。恐惧使呼吸急促，造成过度换气，使体内二氧化碳含量减少，血液中暂时缺钙，引起肌肉痉挛，紧绷的肌肉压缩血管，造成肢体刺痛及麻木感，嘴唇、手掌、脚的痉挛感，以及胸部、颈部的压迫与收紧感。此外，还会出现一些恶心、腹部不适、视觉障碍的症状。过度换气也会造成脑部血管收缩，并使氧气的供应受到影响，造成眩晕、不真实感、注意力无法集中、思考中断，使得焦虑更加强烈。如果你做正常或缓慢的呼吸，且合并身体活动时，所有过度换气的症状都会消失。不需要注射镇静剂，也不需要纸袋呼吸，你所需要的只是做深呼吸。

许多惊恐障碍患者害怕自己会发疯，行为失控。事实上，患者常常将高度紧张的情绪与思维混乱混为一谈，并怕自己会精神崩溃。患者经常对自己与周围环境产生奇怪的疏离感（失去自我感、不真实感）。这种体验不仅在惊恐发作中出现，在疲劳或惊吓的情况下（例如意外事故或得知亲人的死讯）也会产生，并非人格分裂。惊恐障碍患者是"情绪错乱"，而对理智和现实的控制依然正常。目前为止，从未有人因为惊恐障碍导致精神分裂症。

惊恐发作时怎么办？

典型的惊恐发作常常伴有濒死感，对患者而言疾病发作的体验甚至"比死还难受"，而且一旦发作，除了恐惧害怕，完全不知所措。

惊恐发作时我们有什么样的应急措施呢？

（1）暂停和减速。放慢呼吸的频率，放慢奔驰的思绪，从头到脚放松整个身体，然后慢慢恢复原来的行为。

（2）聚精会神地勾画一幕令人放松的场景，然后身临其境。

（3）如果条件允许，散散步、聊聊天。

（4）想象有一位你信得过，并且他也信任你的人正和你在一起，给你勇气。

（5）回忆你处理类似局面的成功经历，或者回味过去成功时所经历过的美好感觉。

（6）将注意力集中在周围的具体事物上，试着观察一下细节或对看到的每件物体提问。

（7）从 20 起倒数，或者倒叙让你感到高兴或平静的事。这些人或事可以来自回忆，也可以来自想象。

（8）考虑一件你有兴趣的事。计划一下白天或晚上的安排，回忆你看过的你最喜爱的明星的电影；设想一下一桌丰盛的晚宴，想象你在品尝每一道菜。

（9）把自己想象成一位你仰慕已久的人，然后想他所想、做他所做、感他所感。

（10）提醒自己，焦虑状态会结束的，一定会的。

（11）提醒自己，焦虑并不危险。

（12）打个大呵欠，从头到脚舒展身体。

（13）发脾气，发誓不让焦虑占上风，你会战胜它。

（14）如果上述的努力都失败了，深吸一口气并尽量延长屏气时间，然后慢慢地呼出来，这样身体上的焦虑症状也会减弱或消失。

另外，可以用"SWAP"技术来自我克服恐惧：第一步停下来（S, stop），不逃避；第二步等一下（W, wait）；第三步关注周围环境（A, absorb），忽略心慌气急；第四步继续前行（P, proceding），待心情平静后继续。

（刘文娟）

洁癖就是强迫症吗？

相对于抑郁症、焦虑症，强迫症并不被大家熟知。作为一种常见的精神障碍，我们身边有很多人遭受过强迫症带来的痛苦，却没有得到及时有效的帮助。今天我们就来聊聊强迫症，让我们更容易去识别它，也学会如何去应对和得到更有效的帮助。

强迫症就是"洁癖"吗？会有哪些症状表现？

提起强迫症，很多人就会想到"洁癖"，反复洗手、洗衣服、打

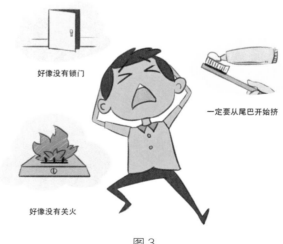

好像没有锁门

一定要从尾巴开始挤

好像没有关火

图3

22

扫房间，过度清洁，过分地爱干净。强迫性清洁是一种常见的强迫行为。但是除此以外，强迫症的症状是非常多变和形形色色的。强迫症的核心症状表现为强迫思维或强迫行为，或者两者同时存在。

强迫行为的表现是很多样化的。除了强迫性清洁，常见的还有强迫性检查，即做事总不放心，反复检查，总怕家中出现问题或者不幸，反复关水龙头、关煤气，反复锁门，反复检查东西是否还在；强迫性计数，如见到路灯、树、电线杆、台阶等就控制不住地反复数数；强迫性仪式动作，比如出门有固定一套程序，必须先干什么后干什么，如果被打断又要重新来过。强迫行为一般继发于强迫思维或者受其驱使、多为非自愿的，但又很难被克制。

强迫思维是指头脑中反复出现的、不需要的或闯入性的想法、怀疑、表象或冲动。一般包括怕脏、怕给自己或他人带来伤害，需要对称、精确、有秩序，对宗教的关注或对道德的思考等。常见的形式有：

（1）强迫性担心或怀疑。担心已经做过的事情没有做好、怀疑被传染了某种疾病、说了粗话、因为自己说坏话而被人误会等。

（2）强迫性回忆。反复回忆经历过的事件、听过的音乐、说过的话、看过的场面，甚至连童年时与人发生过的口角、打斗、欺凌等情景也反复思考，在回忆时如果被打断，就必须从头开始回忆。

（3）强迫性对立性思维。反复思考两种对立的观念，如"好与坏""美与丑"等。

（4）强迫性穷思竭虑。反复纠缠在一些缺乏实际意义的问题上无法摆脱，比如"人为什么要叫人，狗为什么会叫狗"。

还有一种强迫表象，脑子里会反复出现某种图案、线条、符号，或者一段乐曲反复循环，没有意义但不受患者控制，挥之不去。患者通常可以认识到都是自己的想法和感受，并且也认为是不合理的或者没有必要的，但难以克制和放弃，并为此苦恼、焦虑或痛苦不堪。

强迫症如何诊断？日常强迫行为和强迫症如何区别？

听到以上这些症状表现，很多人可能会担心，我也有啊，我会不会是强迫症患者？事实上，日常生活中的强迫行为很常见，洁癖、整理癖、仪式性行为比比皆是，例如"处女座"被黑的种种表现，很多不正是强迫行为吗？这就涉及到了强迫症的诊断标准。跟其他精神障碍一样，强迫症的诊断也主要靠临床症状表现，而没有特异性的实验室检查或者影像学检查，如抽血化验和CT、磁共振是无法诊断强迫症的。但是仅仅有这些症状表现还是不够的，诊断还需要满足疾病的严重程度标准，即这些症状是耗时的，例如每天消耗一小时以上，患者能感受到巨大的精神痛苦，或者对患者日常生活、工作和学业造成了明显的负面影响等。生活中很多人虽有强迫行为，但不会造成精神痛苦，更不会为此回避社交和工作，因此也不会造成功能损害，反而可能会给别人留下"认真细致、负责任"的良好印象。

（刘文娟）

拿什么帮助你？我的强迫症家人

强迫症不仅给患者本人带来极大的痛苦，还会影响患者所在家庭的正常生活。患者家属可能会不自觉地帮助患者回避那些能诱发他强迫症状的场景、反复向患者提供保证令其安心，或者索性变成患者的代理人，这些都被称作是家庭对强迫症状的"容纳"。容纳行为虽然在短时间内能缓解患者的焦虑情绪，但长此以往却会使症状加重。面对患者的强迫症状，家属该怎么办？

识别问题在于强迫行为，而不在于人

如果妻子因反复洗手而没时间和丈夫聊天，丈夫可能会觉得妻子不再关心自己。事实恰恰相反，妻子正是因为过于关心丈夫，担心自己手不干净会将细菌传给丈夫才不停洗手。丈夫需要识别出妻子对自己的关心仍一如既往，阻碍他们聊天的是妻子的洗手行为。他需要做的是和妻子站在同一阵线去对抗强迫症这个共同的敌人，而不是争吵猜忌。

邀请合作

我们很难强迫患者去做他不想做的事，如果患者缺乏治疗动机，强迫他去改变只会适得其反。如果患者已经意识到自己的强迫行为是有问题的，那么下一步就是"邀请"他作出改变，注意这不是"命令"，对抗强迫症需要家人间达成合作而不是从属关系。请扮演好父亲母亲、妻子丈夫的角色，不要把自己当成是患者的老师、教练或者医生。

中断容纳行为

容纳行为一旦形成将很难中断，如果你还没有开始容纳家人的强迫行为，就请不要开始。如果已经存在容纳行为了，那请和患者商议，在患者的同意下共同努力，循序渐进地减少容纳。不建议在未经患者同意的情况下突然停止容纳，这么做很可能会被患者视为一种惩罚，不仅会导致症状加重，还会影响家庭关系。

整合和塑造健康行为

中断强迫行为并不意味着克服了强迫症，因为它会留下一个真空，而这个真空可能会被其他功能失调的行为填充。比如丈夫原来要花三个小时洗澡，夫妻约定洗澡一小时要关水阀，一下子多出来两个小时丈夫突然不知道该干什么了，他可能惯性地还会想办法把自己弄干净，水没了不能湿洗，他或许会用毛巾干擦，这同样能令他获得干净的感觉。作为他的妻子，这时就需要给他安排些事情帮他填满这部分多出来的时间，比如一起教孩子写作业、全家一起看电视等。

表 2　家属行为推荐表

推荐	不推荐
向患者表达想要了解强迫症的愿望，并阅读这方面的书籍	将家人的强迫行为归咎于性格缺陷
采用科学正面的态度鼓励患者接受正规治疗	批评或嘲笑患者的强迫症状

续表

推荐	不推荐
无论症状是否改善，只要努力了就应适时给予患者鼓励	把强迫症当成一种侮辱，比如经常说"不要这么强迫了"
始终扮演"家人"这个角色，在关心患者之余照顾好自己	表现得好像是患者的治疗师、老师或者医生
表达理解和同情，但杜绝保证	把强迫症的存在归罪于自己或其他家庭成员
尽量维持自己和患者的正常生活，不要过度关注患者的强迫症状	为患者的强迫症状给予安慰保证，或帮助患者逃避

（王渊）

No. 1656817

处方笺

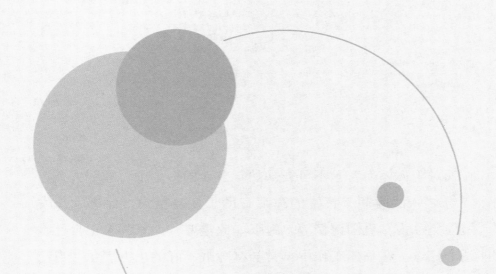

睡眠相关心理

热点问题

医师：＿＿＿＿＿＿＿＿＿＿＿

临床名医的心血之作……

正常的睡眠有几个阶段？

　　睡眠对于人体而言是不可或缺的。在人的一生中，睡眠大致占据了三分之一的时间，正常的睡眠有助于恢复精力，促进生长发育，增强免疫力，巩固记忆等。睡眠如此重要，大家都希望自己晚上能睡个好觉。在临床工作中，常会有睡眠不好的患者表示"自己一整夜都睡不着"。当被问到每夜的实际睡眠大概有几个小时的时候，患者可能只报告自己熟睡的那一段时间，低估了自己的睡眠时长。现在就让我们先来了解一下正常的睡眠结构是什么样的，换句话说，睡眠有几个阶段呢？

　　首先，正常的睡眠可以被大致分为两个时期，非快速眼动睡眠期（NREM）和快速眼动睡眠期（REM）。正如它们的名称所言，两者的主要区别在于人体在 REM 期会出现丰富的眼球运动。除此之外，人体在这两个时期中的脑电图和肌张力情况也有明显的差异。简单来说，在 NREM 期，人体是处于较为放松的低能耗状态，心跳减慢，血压降低，感觉功能和肌张力都有所降低。值得注意的是，NREM 还包括三个不同阶段，即 N1、N2 和 N3 阶段。从 N1 至 N3，睡眠逐渐依次由浅入深，从不稳定、容易醒的状态（N1）逐渐进入熟睡状态（N3）。从睡眠时长来看，N1 大约占总睡眠的 5%，N2 所占比例最高，约为 50%，N3 是深睡眠，约占 15%~20%。在 REM 期，人体的脑电活动和觉醒时的脑电活动类似，脑部的血流和神经元活动都有所增加，大多会出现做梦的体验。REM 和 N2 大多在下半夜睡眠中出现。

NREM 和 REM 会交替出现，一个完整的周期大约为 90 分钟。对于睡眠正常的成年人来说，每个晚上大约经历 4~5 个睡眠周期，所以正常的睡眠时长约为 6~8 个小时。当然，我们也要考虑到个体的差异。另外，随着年龄的增长，睡眠需要有所减少也是正常现象。睡眠时长并不是衡量睡眠质量好坏的唯一标准，主要还是要看自己有没有休息好，精力是否得到有效的恢复，白天的正常工作和生活是否受到睡眠不足带来的不良影响。

总而言之，正常的睡眠是由多个不同阶段组成，既有浅睡眠，也有深睡眠，睡眠期间有做梦的体验也是正常现象。短期内如果自觉睡眠时间不够长，也不必过分担心焦虑。但是如果失眠情况持续超过一个月，并且对白天的工作生活确实产生不良的影响，那么还是建议及时去医院就诊，寻求专业的帮助。

（刘也）

睡眠卫生知多少?

如果你不知道睡眠卫生,那么每一个失眠的夜都会有备而来!失眠是指对睡眠的质和量相当长时间的不满意状况,常表现为:

(1)难以入睡:入睡时间超过30分钟。

(2)维持睡眠困难:夜间醒来觉醒时间超过30分钟。

(3)早醒:晨间醒来早于平时醒来时间超过30分钟。

睡眠时间的长短虽不能作为判断失眠严重程度的标准,但对失眠的焦虑、恐惧心理却会形成恶性循环,从而导致症状的持续存在。

失眠可由多种原因引起,常见的有:

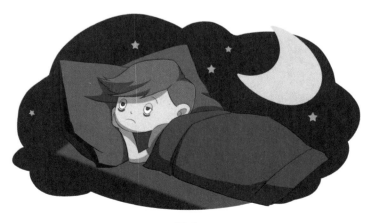

图4

（1）心理因素：生活和工作中的各种心理应激；

（2）环境因素：环境嘈杂、居住拥挤、过冷过热、光线过强或睡眠环境突然改变等；

（3）睡眠节律改变：经常倒班、倒时差等；

（4）生理因素：饥饿、疲劳、疼痛、躯体不适以及各种疾病（如哮喘、肾结石，癌症等）；

（5）不良生活习惯：睡前吸烟、饮酒或饮用兴奋性饮料（如茶、咖啡、可可等）。

科学的睡眠卫生应包括：

（1）定时作息，无论前晚何时入睡，次日都应准时起床，即使在节假日也应坚持固定的上床和起床时间；

（2）床铺应该舒适、干净、柔软度适中，卧室安静，光线与温度适当；

（3）床是用来睡觉及性爱的地方，不要在床上读书、看手机、用电脑；

（4）每天规律地运动有助于睡眠，但不要在傍晚以后做激烈运动，尤其是在睡前两小时，否则反而会影响睡眠；

（5）不要在傍晚以后喝酒、咖啡、茶及抽烟，假如存在失眠，应避免在白天使用含有咖啡因的饮料来提神；

（6）不要在睡前大吃大喝，可在睡前喝一杯热牛奶及一些复合碳水化合物，能够帮助睡眠；

（7）如果上床20分钟后仍然睡不着，可起来做些单调无味的事情，等有睡意时再上床睡觉；

（8）睡不着时不要经常看时钟，也不要懊恼或有挫折感，应放松并确信自己最后一定能睡着；

（9）尽量不要午睡。

如果你的睡眠习惯一直很好却仍然失眠，可以尝试睡眠限制法：

表 3　睡眠限制法

目标	充分利用在床时间，提高睡眠质量
（1）	先做一周的睡眠日记，包括几点上床、几点睡着、几点醒。
（2）	根据日记计算出该周平均睡眠时间和睡眠效率，例如患者报告平均卧床时间 7.5 小时，入睡时间 5 小时，则睡眠时间为 5 小时，睡眠效率 67%。
（3）	以患者上周入睡时间作为本周卧床时间，但要固定起床时间，且卧床时间不能低于 5 小时。
（4）	如果本周平均睡眠效率达 85%~90% 以上，则下周可提早 15~30 分钟上床；如果睡眠效率在 85%~90% 之间，则下周维持原卧床时间；如果睡眠效率低于 80%，则下周上床时间要推迟 15~30 分钟。
	以上程序反复进行，直到患者睡眠时间达到理想的睡眠时间。

（李园园）

做噩梦是睡眠障碍吗？

当我们谈到睡眠障碍时，失眠往往是最常被提及的，除了失眠，睡眠障碍还包括哪些呢？人们在睡眠过程中出现梦境体验是正常现象，但是对于有些人而言，会出现做噩梦的情况，如果出现这种情况的频率较高，势必会对睡眠质量产生负面的影响，长期下来甚至会影响个体白天的正常工作和生活，感到疲乏，注意力难以集中，情绪不稳定，甚至会增加自杀和自残的风险。在临床工作中，当我们评估患者的睡眠情况时，也会询问他们在近一个月是否做过噩梦，以及噩梦出现的频率。那么做噩梦是睡眠障碍吗？

睡眠障碍实际上是一个大类，包括失眠、异态睡眠、睡眠相关呼吸障碍、睡眠相关运动障碍等。梦魇是在快速眼动睡眠期（REM），也叫作梦睡眠期，出现的一些异常现象，是一种异态睡眠障碍。与一般的梦境不同，梦魇的梦境体验是逼真的，伴有强烈的负面情绪，包

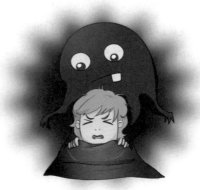

图5

括焦虑和恐惧等。而且噩梦结束后，人们大多能够详细回忆起梦境的内容，这是与睡眠夜惊（另一种异态睡眠障碍）最大区别之一。可能在我们的印象中，往往儿童才会出现梦魇的情况，实际上不论是成年人还是儿童、青少年都有可能出现，只不过成年人的梦魇发病率相对较低，美国成人群体中的梦魇患病率约为4%。

出现梦魇的原因是多方面的，对于儿童来说，在睡前看恐怖故事或者电视，受到惊吓，是有可能会诱发梦魇的情况。不恰当的睡姿，例如躯体受到压迫，生活中发生重大的压力性事件（如亲人的离世），精神上的创伤，都有可能诱发梦魇。另外，人体睡眠不足，处于焦虑状态，经历创伤事件应激（如车祸、火灾、强奸等），或精神障碍（如精神分裂、情绪障碍等），更有可能出现梦魇。另外，某些药物（如抗精神病药5-HT）的使用和撤药，也有可能引起梦魇。

对于健康的个体来说，如果偶尔出现梦魇，并且是在有明显诱因的情况下，大家不必过度担心，可以在力所能及的情况下适当地进行自我调节，例如减少睡前外部环境中的刺激、调整自己的睡眠姿势、进行放松训练来缓解焦虑的情绪，注意用药安全。值得注意的是，如果梦魇的情况持续反复出现，伴有惊醒，带来明显的痛苦情绪，不安全感，并对日常工作生活方面带来一定负面的影响，例如出现睡眠、认知、行为问题，白天维持正常的工作、学习和社交出现困难，那么梦魇可能已经成为一种障碍，需要我们关注并寻求专业的帮助，查明原因，及时进行治疗。

（刘也）

褪黑素，你吃对了吗？

"熬最深的夜，吃最贵的保健品"已经成为被熬夜、加班、垃圾食品折磨得亚健康的当代年轻人的日常。其中一度被大家奉为安全无副作用的"神药"褪黑素到底是什么呢？

首先褪黑素是由松果体产生的一种胺类激素，在调节昼夜节律及睡眠—觉醒方面发挥重要作用。褪黑素的分泌是有昼夜节律的，可以称之为一种光控激素。夜幕降临后，光刺激减弱，松果体合成褪黑素的酶类活性增强，体内褪黑素的分泌水平也相应增高，在凌晨2~3点达到高峰。夜间褪黑素水平的高低直接影响到睡眠的质量。而熬夜、上夜班的人因为晚上在亮光中工作，褪黑素分泌不正常，所以经常会出现生物钟紊乱的问题。

褪黑素不仅可以帮助睡眠，调节昼夜节律，还能作为一种抗氧化剂促进健康，对大脑、心血管和胃肠道健康都有帮助，另外研究也发现褪黑素可能在很多方面对免疫系统有益，增强我们的免疫力。

因为有诸多好处，这就导致大量年轻人购买含有褪黑素类的保健品，但我们真的吃对了吗？褪黑素适合我们所有人吗？褪黑素适合两类人群：一类是自身褪黑素分泌不足的老年人；一类是昼夜节律被打乱的人，如频繁出差需倒时差或者上班时间不规律需要倒班的人群，吃褪黑素可以促使他们产生困意，从而调整被打乱的生物钟。

实际上，如果不是因为体内缺乏褪黑素而难以入睡，褪黑素的实际效果其实很微弱，而长期服用可能也会给我们带来一系列风险。对于健康、激素分泌正常的人来说，额外添加只会让他们体内含有过多的褪黑素。如果长期大量地服用褪黑素，会影响人体褪黑素的正常分泌，从而导致患者出现睡眠功能的紊乱。长期使用可能会产生依赖性，会抑制人体松果体正常产生褪黑素，停药后自身分泌功能很可能无法完全恢复，导致内分泌系统紊乱。最重要的一点是褪黑素会降低雄激素、雌激素及孕激素的含量，长期使用可导致女性不孕、男性性欲降低，影响生殖功能。

（耿瑞杰）

No. 1656817

处方笺

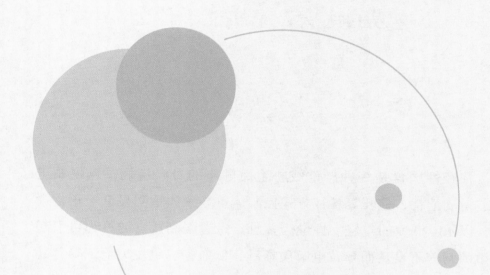

饮食相关心理

热点问题

医师：＿＿＿＿＿＿＿＿

临床名医的心血之作……

不吃饭的疾病，家属能干什么？

　　神经性厌食是一种严重威胁生命健康的身心疾病，以限制进食、运动消耗、催吐等各种方式控制体重导致体重明显低于正常标准，以 13~20 岁的年轻女性最为多见。患者限制饮食的行为可引起严重的营养不良从而导致电解质紊乱、低血糖、免疫力低下等，甚至威胁生命。如果你的家人或朋友不幸患上进食障碍，首先你不必感到可怕，多学科合作、多种治疗方式相结合的综合性治疗后进食障碍是可以控制的，而且作为她身边的人你可以做很多事情！

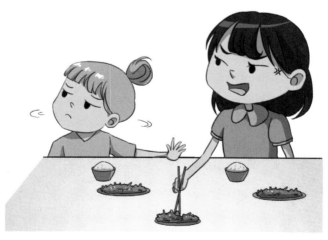

图 6

制定饮食协议，食物就是最好的药

恢复正常进食行为模式是进食障碍患者的首要任务。在这点上患者父母是最能提供帮助的人。当你的孩子有进食障碍疾病时，不要花大量时间试图弄清楚她为什么患上这个疾病更不要横加指责。你们只需要温柔地沟通、耐心地谈判，制定一个饮食协议并坚决执行协议。协议的内容包括饮食计划、进食行为、运动、体重等，协议内容最好是双方都接受认同的，协议同时可以有一定的奖励机制，如一个简单的拥抱，一个好看的娃娃等。若疾病较为严重，协议的大部分内容则需要家长制定。患者刚开始时可能对于进食以及管束有强烈的抵抗，部分患者可能有丢弃食物、言语威胁甚至打骂等行为。这个时候你温柔且坚定地执行饮食协议非常重要，请一定要有耐心，疾病的康复是循序渐进的过程！

尽量保持好的家庭环境

进食障碍的发病与家庭因素密不可分，所以一个和谐、友爱的家庭环境对疾病的康复非常重要。你可能因为孩子的生病、自身的工作等有着很大压力或情绪负担。但是我们依然建议父母尽力营造更加温和的家庭氛围，更加接纳孩子和自己的不一致，不苛刻地要求对方，避免情绪的过度宣泄，避免人为地强化孩子的困难。只有家庭更理解患者的困难，减少环境中的不适宜因素，才能长期地促进患者的康复和成长！

（翁加俊）

积极减肥也是病吗？

小娜来自一个要求严格的家庭，自小家长就有完美主义的倾向，初中时开始接触艺考后对身材要求逐渐增高，非常在意别人的看法，常对自己的身材陷入极度的焦虑和自卑。她开始惧怕进食，每天非常苛刻地减肥，过度运动，尝试生酮减肥、药物减肥、过量饮用黑咖啡等，体重也降到了40千克。父母、朋友都觉得她的减肥已经到了病态的程度，但她自己却不以为然，为了自己的美丽而减肥，也是生病了吗？

小娜到底怎么了？

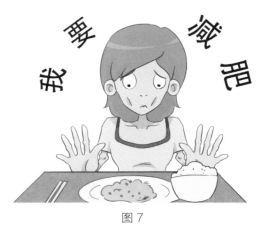

图7

毫无疑问，小娜生病了，而且是一种越来越常见且致命的精神类疾病——进食障碍。进食障碍属于身心疾病，以青年人为主，是以进食行为异常，对食物、体重和体型过度关注为主要特点的一组疾病。小娜的疾病是进食障碍的一种亚型——神经性厌食，这类患者对体重增加有着强烈的恐惧，对体重和体型极度关注，有意去降低自己的体重，容易造成机体营养不良甚至威胁生命，其死亡率高达5%~20%。

进食障碍的其他类型

进食障碍可能不一定吃得少也有可能是吃得非常多，如贪食症。这类患者会出现反复发作不可控制地暴食现象，并在暴食后采取诱导呕吐、过度运动、禁食等代偿行为来抵消体重的增加。患者也有可能发作性暴食却不采取抵消体重增加的行为导致肥胖，其可能是暴食障碍。

进食障碍的巨大危害

进食障碍除了本身可能合并的焦虑、抑郁、冲动控制、人际关系等精神层面的巨大痛苦外，进食障碍也会威胁我们的躯体健康甚至生命。如神经性厌食的患者长期摄入过少引起营养不良会导致躯体的并发症如贫血、低蛋白血症、骨质疏松、水肿、低血压、心动过缓、胃肠道功能紊乱、皮肤黏膜变薄干燥、女性闭经，严重者可出现电解质和酸碱平衡紊乱，危及生命。神经性贪食伴随的反复贪食—禁食—催吐等不良进食习惯会对胃肠道功能造成巨大损害。暴食障碍反复剧烈进食会造成代谢性疾病、心脑血管疾病等。

总之，进食障碍是一种常见的威胁我们精神躯体健康的身心疾病，值得我们每个人去了解、关注与识别。

（翁加俊）

吃不下饭的毛病也需要吃药吗？

很多进食障碍患者家属来精神科门诊时会有这样的诉求，"医生啊，我的孩子不吃饭了，人都精神不好了，情绪也不好，你给他聊聊应该就能好吧"。"话聊"确实是进食障碍的重要治疗手段，但是必要的药物辅助同样很重要！"话聊"加"吃药"可以让患者好得更快更彻底。

进食障碍需要吃药吗？

若家属的饮食管理失效，患者精神或躯体疾病严重，必须尽快到相关医疗机构就诊，强化饮食管理并合并药物干预治疗。进食障碍服用的主要有抗抑郁药物 5- 羟色胺再摄取抑制剂（SSRI），可用于减轻改善进食障碍合并的焦虑、抑郁情绪。氟西汀（俗称百优解）是目前证据最多、唯一获得美国食品和药品管理局（FDA）批准用于治疗贪食症的药物，在控制暴食和清除行为、预防复发方面都有效果。厌食症目前无临床批准的药物，若合并抑郁情绪可予 SSRI 类药物对症治疗或利用 SSRI 类药物的"副作用"促进食欲增加体重。一些国外用于治疗进食障碍的药物如安非他命在国内尚未获适应证批准。

吃了药不舒服怎么办?

目前新一代抗抑郁药物的药物安全性较以前有了巨大的改观,大部分不良反应轻微,并在人体适应期度过后(约服药一周)逐渐缓解并消失。若出现让自己极其不适的症状(如坐立不安,激越等)或严重的躯体损害(如肝功能损害、剥脱性皮炎等)时应立即停药并去医院就诊。

总之,抗抑郁药物治疗是进食障碍患者除心理治疗、营养治疗外的一种重要治疗手段。服药应规范,要遵照医嘱,必要时可以选择住院治疗,不听医生的建议耽误的可是患者的病情啊!

(翁加俊)

吃不进去饭也需要心理治疗？

神经性厌食症是一种身心疾病，心理治疗是神经性厌食的主要疗法之一，主要的心理治疗方法包括认知行为治疗、家庭治疗等。心理治疗可显著改善进食障碍患者的预后。

认知行为治疗

在做认知行为治疗时要把握治疗的时机，逐渐告诉患者进食障碍是什么疾病及体重过度减轻的危害性、美丽和健康之间的关系等，逐渐改变患者的认知方式。

根据不同阶段制定治疗方案，一般来说，最初可以通过认知行为治疗帮助患者纠正对体重的偏激认识，并通过具体的措施减少病态的观念和行为，改变不良的进食习惯，使患者恢复到健康的营养生理和认知状态。治疗过程中，要与患者讨论家人和同学对他的外形的评价、他对自己外形的态度、他对美的观念的定义（如外在美和内在美、美和健康的关系、瘦不等同于美等），让他渐渐地认识到自己的问题，解决了患者对发胖这个问题的过度担心，为他提供营养饮食的建议并商讨饮食改变的具体步骤和目标。

家庭治疗

　　家庭治疗在神经性厌食的患者中也经常运用，事实上在整个治疗过程中需要和家庭成员一起组成治疗联盟，包括行为改变的督促、营养支持的提供等，但家庭治疗不单单指这些。神经性厌食的患者往往父母对他们的期望非常高，但其本人不容易表达自己内心的负面情绪如愤怒、悲哀或恐惧，害怕处理与父母之间的矛盾，厌食的表现不仅仅是青少年的公然挑衅行为，也是对家庭功能失调的反应，而家庭治疗的目标是改变家庭功能系统，改善家庭进餐模式、家庭关系、家庭文化和沟通方式等。

　　心理治疗方法是由评估患者的症状及其对患者的意义来进行的。它需要花费大量的时间从厌食患者那里收集形成复杂原因的详细资料。治疗不能操之过急，得允许治疗缓慢进行，有一些患者对增加体重建议仍然会感到疑虑重重，治疗的时候除了对体重的增加要重视外，还要帮助患者对建立安全信任的关系充满信心，帮助患者学会自我的表达并逐步与周围建立相互关爱的能力，发展自我的独立性。

（翁加俊）

处方笺

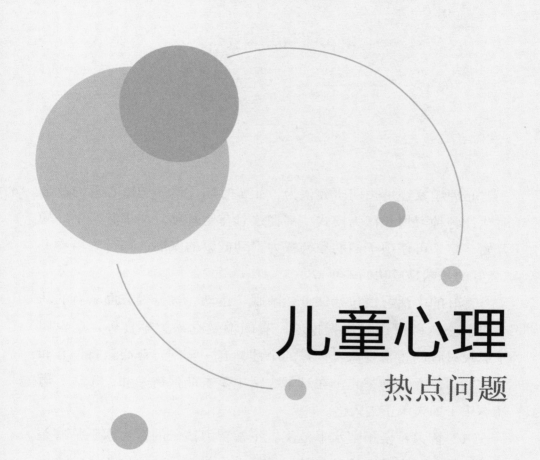

儿童心理
热点问题

医师：＿＿＿＿＿＿＿＿＿

临床名医的心血之作……

儿童心理健康的标准

心理学家经过长期研究认为，儿童时期是培养健康心理的黄金时代，各种习惯和行为模式，都在这时奠定基础。如果有一个好的开始，将来可使孩子们的品德智力得到健康的发展，在行为培养上"良好的开端是成功的一半"。

良好的生活习惯包括饮食、睡眠、运动、言行等方面。有的幼儿喜欢在入睡时由母亲抚摸着、有的偏爱吃某类零食等，这也属于成长过程的正常现象。良好的个性具有一定的自尊心、自信心和自控能力，无怪癖举止，在日常生活中基本能保持平和、乐观、谦让、乐于助人等正常人格。

（1）智力符合正常水平范围。正常智力孩子的智力水平是有差异的，只要基本符合该年龄阶段的智力发展水平，便属正常，这可从语言、想象力和思维能力等诸多方面来测定。

（2）情绪稳定而愉快。没有过分的畏惧、惊恐、焦虑表现，喜怒哀乐形之于色，活泼大方尊重他人，具有一定的适应能力。

（3）意志健全与行为协调。能初步借助言语来支配自己的行动，出现独立行动的愿望。3岁后，意志品质中的自觉性、坚持性和自制力得以发展。

（4）性格与自我意识良好。心理健康的儿童性格相对稳定、开朗、热情、大方、勇敢。在自我意识上，开始正确认识与评价自己，自尊感在发展，寻求独立性，对自己充满了信心。

（5）较强的好奇心和记忆力。尤其是对于自己感兴趣的东西更会显得好奇兴奋、念念不忘。如果一个孩子对任何新鲜事物都显得漠然冷淡，那么孩子的心理可能出现一些状况了。

（6）人际交往和谐。善于与人交往善于与同龄人交往，在交往的过程中能与人平等、友好、和谐地相处，无猜忌，无严重的嫉妒心理，无明显的凌弱欺小行为等。

（陈华）

怎样培养孩子合群?

"找呀找呀找朋友,找到一个好朋友……"是一首大家耳熟能详的儿歌。人是群居生活的,都生活在地球村的大家庭中。可在学校里,总有个别孩子缩在角落里,闷声不响。有调查表明合群的孩子在知识范围、语言表达、人际交往等方面均明显优于性格孤僻、不爱交往的儿童。对于孩子不合群的问题,因人而异,不同问题不同处理。

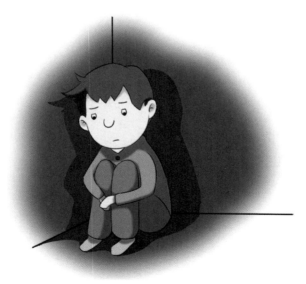

图8

不合群的现象主要在刚进入幼儿园或小学就读的孩子中比较多见。从孩子的社会性发展角度来看，3 岁儿童的交往范围主要停留在家庭中，家庭中的独生子女，容易唯我独尊，还没有同他人建立友谊的概念。对孩子们来说，进幼儿园的第一个月，是一个突然的转变，他们在毫无准备的情况下，被父母送进了一个完全陌生、没有任何感情依托的空间，这时的他们会疑惑妈妈离开他，担心是不是自己犯错误被抛弃，害怕失去父母。所以，父母要帮助孩子做好交往的准备。

父母可以从以下几方面着手帮助孩子建立伙伴关系。如：扩大孩子的交友面，让孩子与社区里别的小朋友一起玩耍；遇到邻居或父母的同事，应提醒孩子打招呼；帮助孩子克服胆小害羞的心理。在日常生活中让孩子理解妈妈只是暂时离开，还会回来，即使不是在自己的家中，妈妈也会回去接他（她）；要鼓励自己的孩子把玩具拿出来给其他小朋友一块儿玩，以培养孩子合群和与人相处的能力；告诉孩子到学校的乐趣，与孩子分开时最好用轻松愉快的眼神注视孩子，多说些鼓励的话；答应什么时候来接孩子时就一定要做到，不要让孩子因失望引起情绪波动。主动同老师介绍自己孩子的性格、爱好、生活习惯、最喜欢的玩具、存在的问题，以便于老师掌握情况有的放矢地处理。

（陈华）

孩子受了欺负，家长扮演什么角色？

孩子进入幼儿园，就意味着进入社会群体。爱玩、会玩是孩子健康成长的重要条件，在幼儿园里玩耍的过程中孩子们难免会产生摩擦，发生争执，有时也会有小朋友打架之类的不友好现象发生。在这个群体中，孩子怎样处理自己与他人的关系，作为老师和家长应扮演什么样的角色，这是大人们经常遇到又必需及时处理的一个现实问题。

家长对孩子的疼爱之心是天性，无论哪个家长看到自己的孩子哭哭啼啼受委屈的样子都不免心疼，恨不得冲到学校想帮孩子出口气，但在处理孩子与其他人的矛盾冲突的时候，一定要保持冷静。

首先要镇定自己的情绪，不能不分缘由地帮着自己的孩子说："是谁欺负你了，走，我们找他去。"这样会使孩子造成"我是对的，我有理"的感觉，在没有弄清前因后果的情况下就容易把事情弄糟。

其次是要引导孩子如实地将事情的经过讲清楚，孩子受欺负大致有以下几种情况。一般来说孩子之间的无意识行为比较多。如某个孩子在追逐嬉戏时撞倒了自己的孩子；或在做游戏时，因模仿影视作品中的角色发生了打斗；或者确实有一些专横跋扈的孩子，他们常以强凌弱，以大欺小。另外还有一种比较常见的情况，孩子今天确实被别人欺负了，是因为昨天他欺负了别人，或他自己的言行激怒了别人。家长应心平气和地告诉孩子：爸爸妈妈想知道究竟发生了什么事。家长和孩子一起分析事情发生的根源，有利于具体情况具体处理，要做到帮理不帮亲，这样才能让孩子体会到公正公平，圆满地解决好纠纷。

在处理的过程中要鼓励孩子说出自己的想法，可以问问孩子"你准备怎么办啊？"一方面尊重孩子的态度也可以了解到孩子的真实想法，同时又锻炼了孩子自己解决问题的能力。在孩子讲述的过程中，家长不能给予诸如"是他先动手打你的，是吗？""你没有动手，对吗？"等诱导或暗示，而是鼓励孩子讲真话，做个诚实的人。特别要注意的是不要因为孩子受欺负，而约束孩子与其他小朋友的交往。

有些父母因为孩子生得弱小，怕被人欺负，而处处宠着护着，不让他同其他同伴交往，这样做只能让孩子更难融入同伴集体，不敢与他人交往，而变得内向软弱。

目前，国内的孩子绝大多数是独生子女，在家庭之中没有和年龄相当的兄弟姐妹进行对话的可能，父母的态度对孩子处理与同学之间的问题至关重要。因而，当孩子哭诉被欺负的时候，家长在心疼不已的时候还要保持应有的冷静，要教会孩子在打闹时学会保护自己，以免身体受到伤害。

找到孩子受欺负的根源后，要让孩子想一想为什么会这样，应该怎么解决问题，以后遇到类似的情况该怎样处理。一方面可以培养孩子独立处理问题的能力，对于别人无意而造成的伤害，家长和孩子都应持原谅对方的态度，千万不要纵容孩子去报复，在调查事实后协同老师做相应的工作。小朋友之间应以友情为重，以和为贵，多做正确教育。

　　总之，当孩子受了欺负时，家长要冷静、豁达，对孩子的关心要恰当。对于孩子的教育方面，要从生活事件中帮助他们分析被欺负的过程和原因，该如何去看待同学之间的冲突，并学会自己解决处理与同学的冲突，帮助孩子茁壮成长。

（陈华）

儿童多动症是怎么回事？

儿童注意缺陷多动障碍（ADHD），简称儿童多动症，多发生于从幼儿园到小学低年级的男孩，我国儿童多动障碍患病率为 5% 左右。致病原因目前尚不清楚，症状表现为注意力集中困难、活动过多、冲动任性三个方面。怎样确定孩子是否患多动症？根据国际诊断标准，这类儿童必须有注意涣散、冲动任性和活动过多三个特征。

注意涣散至少具备下列之中的三项：①做事情往往有始无终；②上课常常不听讲；③注意力容易随境转移；④很难集中思想做功课和从事其他需要长时间集中注意力的事情；⑤很难坚持做某一种游戏或玩耍。

冲动任性：①往往想到什么就做什么；②过于频繁地从一种活动转移到另一种活动；③不能有条不紊地做事情；④需要他人予以督促照料；⑤常在教室里突然大声叫喊；⑥在游戏或集体活动中不能耐心地等待轮换。

活动过多至少具备下列之中的两项：①坐立不安；②经常奔跑；③难以待在教室座位上；④躺在床上还常常扭动翻身；⑤终日忙忙碌碌，没完没了；⑥7岁以前开始出现多动现象；⑦至少持续六个月。

　　在应用上述诊断标准时，应注意以下两点：第一，在允许活动的场合，如下课时、放学后，无论孩子的活动多么厉害，都无诊断意义。只有在不该活动的场合，如上课时、做作业时，他仍无法约束自己，始终动个不停，才有诊断意义。第二，如只有活动过度，而无注意力涣散，不能诊断为多动症。相反，若注意力涣散明显，而无活动过度，才应考虑有多动症的可能，因为有的儿童属于所谓"不伴多动的多动症"。美国从1979年起，根据多动症最为常见和突出的症状是注意力集中困难，已把"多动症"改称为"注意缺陷症"，并分为"注意缺陷伴多动"及"注意缺陷不伴多动"两种，后者也就是"不伴多动的多动症"。

　　注意力集中困难是指在家中或学校中易受环境的影响而分散，注意力难以集中，不能集中精力进行学习、游戏、做作业；不服从指示，擅自中途停止；经常丢失重要的学习用具等。活动过多表现为在上课时小动作不断，不能认真听讲；在游戏时大声喊叫，说个不停等。冲动任性是指不能遵守秩序，不断打断他人的说话或动作，缺乏礼貌等。多动、冲动的表现可以随着年龄的不断增长而逐渐好转。但注意缺陷随年龄增加改善不明显。

　　注意缺陷多动障碍可一直持续到成人阶段。患者的智商多在正常范围。哌甲酯等药物治疗效果比较肯定，心理治疗，包括家庭治疗，父母管理培训等以及其他非药物治疗方法也能够取得较为理想的效果。

（陈华）

孩子"对立违抗"如何化解？

听话乖巧的孩子人人喜欢，调皮捣蛋的孩子也不乏机灵，但当孩子明显有违抗、敌意、对立、挑衅、粗野、不合作并有故意的破坏行为，要当心孩子"对立违抗"。对立违抗多见于10岁以下的儿童，常在童年中期出现，青春期达到高峰。这些特征决定了其给家庭、学校、社会带来了极大的麻烦。

儿童行为问题是社会、家庭、教育、心理等诸多因素共同作用的结果，其中任何环节发生问题都会影响儿童的身心健康，导致行为问题的发生。其实父母是儿童的第一崇拜者和启蒙老师，儿童由于其心理行为特点，喜欢学习和模仿成人的生活行为方式，因而父母的言行举止及生活方式等都会对其子女产生直接或间接的影响。父母的个性对儿童行为的影响可能通过先天和后天两个途径，先天的遗传因素是不可忽视的原因之一，但更重要的是影响儿童所处的家庭环境以及对待儿童的教养方式。有研究表明对立违抗孩子的父母较多采用的是打骂教育方式，而在教育与说理方面较少。一般父亲性格急躁易怒较多，母亲则存在敏感多疑、神经质，易于抑郁、缺乏耐心等情况。

面对儿童的行为问题父母往往不知所措，容易焦虑、紧张。当缺乏耐心、信心的父母找不到有效的办法时，发现打骂这种惩罚方式是最简单且暂时有效的办法，久而久之就习惯于这种管教儿童的方式。当儿童行为和情绪的变化得不到正确的引导、纠正，简单粗暴的打骂只会加重孩子的逆反、违抗、消极抵抗，形成恶性循环。有研究显示儿童对立情绪及对立行为实际上是避免抑郁或焦虑情绪的一种方式。

在对于孩子的教育中，父母要认识到自己个性中的特点，特别要学会"听"孩子的话，进行有效的沟通。学会倾听和表达，这样孩子在人际交往中也会学习培养懂得友好对待的态度，对人际交往出现的问题和矛盾，采取宽容、公平、有理有节的处理方式。

培养换位思考能力：可以做一些场景模拟的游戏，通过角色扮演可以教会孩子将心比心。设身处地地站在对方的立场和角度上，换位思考能力的培养十分重要。

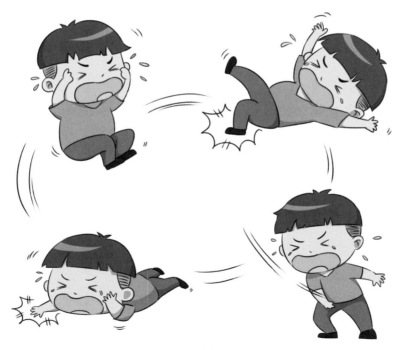

图9

有效解决问题：培养应对能力应该教育和训练他们解决问题的能力，帮助他们认识问题出现和存在的客观性，帮助他们寻求解决问题的突破口和方法步骤，解决问题要讨论、要协商、要探讨、要尝试。让他们发现攻击或武力的方式并不能解决问题，渐渐地学会用和平的方法替代攻击性行为。

　　学会认识孩子和自己的情绪，当孩子表达愤怒的时候，不要简单地压制他的情绪，要教会他认识为什么感到愤怒，愤怒对他及周围人的影响是什么，他需要怎样的帮助来缓解这种情绪，培养他们学会缓解精神压力，要教育他们懂得和学会宣泄和放松。

　　作为家长在与孩子沟通时，特别要注意自己的状态，应该经常暗示自己：孩子是我最宝贵的礼物。他和我们一起成长，我们要一起面对很多问题，我们有信心和耐心，会找到属于我们自己的方法。

（陈华）

帮助孩子理解自己的情绪

孩子看着镜子中自己的影像，从而得知自己长什么样；通过映射到他们身上的感觉，从而了解自己的情感。镜子的功能就是反射影像本来的样子，既不谄媚，也不挑剔。我们不希望镜子告诉我们："你看上去糟糕透了，双眼充血，脸颊肿胀。总之，你乱糟糟的，最好收拾一下自己。"在这样的魔镜面前露几次面，我们大概会把它当成瘟疫一样避之不及了。

对着一面镜子，我们需要的是影像，不是说教。"你看上去很生气。""听起来你非常恨他。""看起来你好像很讨厌整件事情。"对于有上述情绪的孩子，这样的话是最有帮助的。它们清晰地显示了他或她的情绪。

清晰的影像，不管是在穿衣镜里，还是在情感的镜子里，都能够提供机会让本人自发地修饰和改变。作为成年人，我们都曾经感到过伤心、愤怒、害怕、困惑和痛苦。在这样情绪激动的时刻，没有什么比一个人的聆听和理解更让人觉得安慰的了。对我们成年人是这样，对孩子也是这样。要用关心的交流取代批评、说教和意见，用人与人之间的理解去给予孩子慰藉，帮助他们平复情绪。

当我们的孩子感到苦恼、害怕、困惑或者痛苦时，我们很自然地会匆匆给出评价和意见，通常会明白无误地说出来，即使不是故意的，如"你太迟钝了，不知道该怎么做吗？"这简直是雪上加霜，在孩子原先的痛楚之上又增加了新的伤害。当然有更好的方法。如果我们给予孩子时间和同情，理解他们，我们就向孩子传达了一个完全不同的信息："你对我很重要，我希望能明白你的感受。"在这个重要信息背后是一种保证：一旦你平静下来，你会找到更好的解决方法。

（陈华）

No. 1656817

处方笺

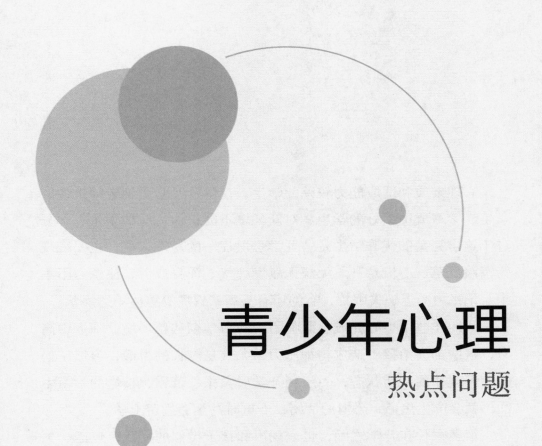

青少年心理

热点问题

医师：_____

临床名医的心血之作……

家长也有"开学恐惧症"？

心理素质和适应能力较差的学生、在学校经常受到老师批评的学生、学习成绩不好的学生、对新环境不能很快适应的学生、部分过于追求完美的优秀学生是"开学恐惧症"的易发人群。主要表现为情绪低落、心慌意乱、无缘无故发脾气、浑身疲劳、注意力不集中、记忆力减退、失眠等，有的还有头痛、胃痛等躯体不适症状。

假期作业未很好完成、面临陌生的新学期和新环境、临近中高考，这些都会给孩子造成精神压力，尤其是漫长的暑假，习惯了松散、不规律的生活状态，一想到开学后紧张、苦累、枯燥的学习生活，就会产生焦虑、恐惧的情绪，严重时甚至会逃避上学。

很多家长在开学之际，也表现出和孩子类似的症状，焦虑、失眠、心慌、胸闷，甚至表现出比孩子还严重的"开学恐惧症"，这又是怎么一回事呢？仔细了解一下就会发现，这些焦虑的家长多半有下面"三高"情况。

对孩子抱有过高期望

一些家长总是恨铁不成钢，始终觉得为啥自己的孩子就不能变成"别人家的孩子"呢？对孩子抱有不切实际的过高期望，总是拿孩子的短板和人家的长处比，一方面导致自己紧张焦虑，另一方面也抹杀了孩子的个性和自信心。

对孩子高度控制

有家长总是抱怨，为什么自己的孩子一上中学就变得不听话了，总是要和父母对着干？这种"失控"的感觉让父母非常愤怒和焦虑。然而对于青春期的孩子来说，通过反抗和质疑父母，孩子才能真正确立自我的意识和边界，学会独立思考决策并承担后果，这是培养独立性的必经之路。父母如果只想要个听话的乖孩子，把自己的人生道路复制给孩子，这是不可能成功的。孩子将来面临的环境是父母难以预料的，这样做还会剥夺孩子成长的机会，最终会养出一个"啃老"的成年人。

自己长期处于高焦虑水平

还有一些家长，本来就有焦虑易感特质，遇见事情总往糟糕的地方想，遭遇一点挫折都会感到是无法逾越的困难。假期好不容易放松下来的神经，面对开学又紧张起来了，难以克制自己的各种担忧，愁眉苦脸、唉声叹气。这样的情绪很容易在家里"传染"开来，让孩子对上学也产生畏难和逃避情绪。

作为家长，首先要调整好自己的情绪，抱有乐观和坚定的态度，从正面的角度多跟孩子谈谈学校和新学期，多说一些欣赏和鼓励的话语，给孩子信心，帮助孩子顺利度过开学焦虑。如果父母自身难以调节焦虑情绪，也不妨寻求专业的心理咨询帮助。

（刘文娟）

贫穷也该"精神富养"

　　近日一则"山东一准大学女生遇诈骗电话被骗光学费，心搏骤停不幸离世"的新闻让人们对电信诈骗群情激愤，同时对贫困家庭的花季少女就此离世而扼腕叹息。

　　很多人甚至会发出这样的疑问，一个从小勤奋节俭、懂事上进，即将迈进大学的女孩子，怎么会这么轻易上当受骗？而受骗之后，居然因为不到一万元的损失就此断送了性命？对于这个长期感受到家庭经济压力的姑娘来说，她只是迫不及待地想要拿到那笔助学金，减轻父母的负担。她唯恐因为自己的失误而错失那笔助学金，因此当骗子设下圈套时，她只会唯命是从，没有任何多余的精力去怀疑和分析。受骗之后，愤怒、自责、悔恨和绝望的痛苦情绪压垮了她，她也根本没有能力去思考，在不远的将来自己是有能力去赚回这些损失的。

　　这不禁让人联想到 2013 年哈佛大学终身教授穆来纳森主导的跨学科团队完成的一项对资源稀缺状况下人的思维方式的研究，结论是穷人和过于忙碌的人有一个共同思维特质，即注意力被稀缺资源过分占据，引起认知和判断力的全面下降。在长期资源（金钱、时间、有效信息）匮乏的状态下，对这些稀缺资源的追逐，已经垄断了这些人的注意力，以至于忽视了更重要更有价值的因素，造成心理的焦虑和资源管理困难。有的人为了满足生活所需，不得不精打细算，节俭成为管理金钱的唯一模式，没有任何余力来考虑投资和发展事宜，即便他们以后摆脱了这种稀缺状态，也会习惯性被这种"稀缺头脑模式"所困。

由此，很容易让人联想到曾经引起社会巨大争论的"孩子该穷养还是富养"的问题。

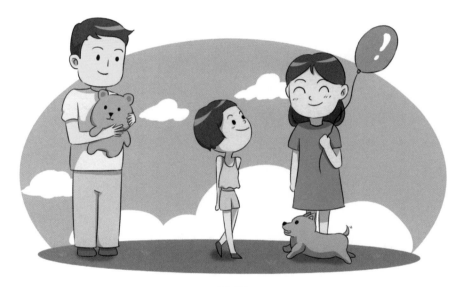

图 10

事实上，在物质条件上父母尽己所能即可，并不需要为孩子提供过于优越的物质条件。而无论家庭条件如何，无论男孩还是女孩，"精神富养"才是父母需要给予孩子的最佳营养。所谓"精神富养"就是要让孩子感到被父母珍视，从而自信、自强；要不断开阔孩子的眼界，丰富孩子的知识储备；帮助孩子培养理性思考、判断的能力，让孩子眼光更长远。

当然对于文章开头提到的受骗离世的女生家长，我们没有权利也不该提出指责，长期处于贫困状态的父母，又何尝不是处在"稀缺头脑模式"中呢？他们已经尽了自己所能。然而我们看到很多贫穷的家庭依然可以做到"精神富养"。中国有句老话，"穷家富路"，被作为很多父母对离开家庭独自生活的子女的嘱咐，即便再贫穷，也要珍视自己的生命、健康和价值，善待自己。这事实上也体现了我国传统的"精神富养"的智慧。

（刘文娟）

"学霸"的烦恼

    暑假期间，有不少国内外著名高校的在校生来心理科就诊，有一个上午竟然接连来了仨，看来学霸的烦恼也不少啊。

    "我的大学从没有跌出全球排名 Top 5，我的朋友都觉得我很乐观，但是我一个人的时候天天哭得停不下来……我觉得不管怎么努力也无法成为我们学校的优秀学生了，我对自己非常失望，我只能不停地吃东西……"

    "我很努力考上了上海的博士，可是这一年来，我的导师从来没有肯定过我，我觉得自己什么也做不好，一无是处……我每天都在丈夫面前哭，他现在也受不了了，一直劝我退学。"

    "我考上了我们学校最好的专业，我的女朋友是同班同学，可是我不知道她为什么喜欢我，我什么都不如她，每次看到她的独立和优秀，我就感到恐慌，我提出了分手……"

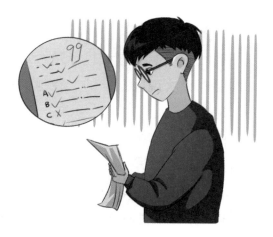

图 11

面对无法达到学业目标的巨大压力，虽然他们表现各异，有的暴饮暴食，有的躲起来不愿见人，有的天天人前佯装欢笑、人后以泪洗面……但无一例外，都是对自己不满意，并陷入深深的抑郁情绪。

他们都有一个共同的特点，追求完美。他们总是希望自己是一个完美的人，也总是力争把事情做到尽善尽美。在他们的心里，充满了对完美的渴望和对失败的恐惧。他们始终活在自卑之中，因为他们很少看到自己的优点，总是关注缺点，很少肯定自己，也很少肯定这个世界。

对于这些"学霸"而言，在成长过程中，追求完美使得他们在学业上的表现更为突出，从而吸引家长、老师更多的关注和赞美，获得同学的羡慕和喜爱，久而久之，追求完美变成了唯一的保持良好自我感觉的方式。然而，山外有人天外有天，进入名校意味着更为激烈的竞争和更高的要求。当他们竭尽全力也无法保持"第一名"的时候，当他们觉得已经"不知道怎么更努力"却依然被导师否定的时候，他们的良好自我感觉崩塌了，同时情绪也崩溃了。

由于学业上从来都是一帆风顺，他们并不习惯向别人求助，如果自己无法解决问题，就搁置在那里，拖延、逃避，但同时对自己非常失望。在团队合作中，他们对别人的要求也趋于完美，对别人做的总是不满意，最后往往是一个人干下所有人的活，结果却是吃力不讨好。

然而在与他们探讨目标是否定得过高、过于着急时，他们是无法接受也无法说服自己的。在他们内心深处，不管是什么情况，99分就是失败。

作为心理科医生，我也常常试图去探寻这种病理性完美主义是如何形成的？

我看到的比较多的有两种情况。

1. "在我父母心中我永远也不够好"

在他们成长过程中，可能有一个对自己期望很高、要求非常苛刻的养育者。这些"学霸"们会告诉我，小时候常常感到仿佛无论怎么做都不能令父母满意。有一个女孩子跟我描述了一个情景，让我印象深刻。她说高二时，父亲出差了很长一段时间，父亲要回家那天，她不用拖把跪在地上用抹布仔细地擦拭地板，自己顾不上吃喝也要准备一桌丰盛的饭菜，忙活了大半天只是希望父亲高兴。然而，父亲一进门，只是冷冰冰地指着墙角说了一句"这里怎么没有擦干净"。那一刻，她再次被熟悉的深深的绝望感淹没了，自己的努力完全没有意义，因为在父亲心中自己永远不够好。而她终其一生仿佛都在努力向父亲证明自己，她说自己不想读博士了，但是最担心的依然是"如果不读了太给我爸妈丢脸"。

2."用实力超过他们就不会被欺负了"

另外一些人，在青春期之前并没有明显的完美主义，而且还可能是"学渣"，但是在青春期有被校园霸凌，或者被同伴孤立的经历，在经过孤立无援、非常痛苦的一段时间后，痛定思痛，刻苦努力，成为"学霸"让他们成功自救。老师对自己的态度改变了，同学们也变得友好了，欺负自己的人也不敢欺负自己了，有效改善了自己的糟糕处境。"用实力超过他们"，令完美主义者尝到了甜头，也因此在追求完美的路上停不下来了，因为这恐怕是他们维持自尊、避免伤害唯一的途径了。他们在遭受欺凌和伤害的时候，没有人真正理解和关心自己，父母遥不可及或者不相信、不重视自己的感受，在老师那里感受到的是不公正和敷衍，因此也没有机会学习到其他可以保持自尊的方法。这样的经历往往还会导致他们对他人过度防备，很难信任别人，也很少向别人倾诉自己内心的痛苦和脆弱。因此当这个方法不再奏效的时候，他们也就走进了一个无法逃脱的死胡同。

（刘文娟）

青少年自杀，让人心惊又心痛

提起自杀，人们的脑海里通常浮现出许多与成年人相关的情景，青少年正是天真烂漫的年纪，怎么会与自杀这么沉重的话题相关呢？然而根据美国疾控中心的数据，自杀已经成为美国15~24岁青少年的第二大死亡原因。在中国，青少年自杀问题也日渐凸显。

更糟糕的是，近十几年来，利用社交媒体、网络社群传播抑郁情绪，影响和诱导青少年自伤、自杀的事件，屡有发生。在网络上流传的，起源于俄罗斯的"蓝鲸游戏"，已导致俄罗斯超过130名青少年自杀，甚至中国也有因此游戏自杀的个案。

大家会问，到底是什么原因让青少年追寻死亡呢？在对网络自伤、自杀主题社群的调查中发现，活跃的人群都是在现实生活中不被成年人理解、有过创伤、感到孤独的人。对他们来说，找到和自己价值观类似的人，会令他们感受到未曾获得的被接纳感、安全感和归属感。

在门诊工作中，也遇到一些十四五岁的孩子，反复出现自伤行为和自杀企图。一些父母完全忽视孩子的情绪问题，将自己的责任完全交给保姆、司机代理，当孩子企图自杀，过量服用药物后又后悔的时候，只会央求司机带自己去医院洗胃并保密，父母对此一无所知，因为父母知道了只会责骂自己。另外一些父母则否认孩子的情绪问题，对孩子主动要求就医的回应是"心理医生都是骗人的，去看就会变成精神病患者"，阻止孩子得到有效帮助，更有甚者，看见孩子手臂上齐刷刷十几道刀割痕印，居然说："蚊子咬你了？把自己挠出这么多道印子？"正是因为不被父母关注和理解，甚至遭到父母的责骂和羞辱，使他们感受到强烈的孤独感和绝望。而他们在学校中，由于情绪低落和自卑，也常常离群索居或者孤立无援，甚至遭到校园霸凌。就像一个参与网络自杀游戏的女孩子在接受采访时说的那样，她"想寻找的其实不是死亡，而是关注和温暖"。

对那些自杀的人来说，事实上死亡并不是目的，而是解决痛苦的方法。所以对于有自杀倾向的孩子，父母需要做的是了解和理解他们的痛苦，和他们站在一起，共同面对痛苦，去找到更好地减轻痛苦的方法，积极寻求专业的帮助，而不是否认和回避问题，那样只能将孩子推向更为痛苦和绝望的深渊。

（刘文娟）

青少年遭遇逆境时，越打压越抗压？

父母对孩子的祝福都是"快乐成长"，希望孩子天天都顺利、时时都欢笑，但是挫折和泪水总会不时来袭，成长的烦恼无法避免。这就如同我们无法避免年幼的孩子感冒，但是在父母的悉心照顾下，孩子经历了一次次感冒之后，自身免疫力会逐步增强。如果父母可以帮助青少年积极面对挫折和困境，也会化"烦恼"为"养料"，让孩子的心灵更健康更强壮。

当青少年遭遇挫折和困境，尤其是沮丧和哭闹时，父母都是怎么做的呢？一些父母对孩子过分严厉、苛刻，动辄斥责"为什么不勇敢，不坚强？太没用了！"这样的父母还自认为这就是所谓的"挫折教育"，殊不知这种做法恰恰是剥夺了孩子抗挫折的资本，强化了孩子的无助感和自卑感；另外一些家长则完全撒手不管，认为这是在锻炼孩子独立处理问题的能力。这就如同把一个还不会游泳的人扔进深水区，极少的人可能被迫一下子学会了游泳，大部分人可能从此对学游泳产生巨大的恐惧，再也不敢下水。

挫折教育的关键不在于遇到挫折，而在于这时家长的引导。教给孩子怎样面对和应对困难，是家长的责任。具体应该怎么做呢？

首先，承认孩子的感受，给孩子足够的信任和尊重，让孩子感觉到被理解、被接纳，这是孩子在成长中遇到困难挫折时，汲取力量的重要源泉。很多父母对"教而不听"非常头痛，原因就在于孩子觉得父母不理解、不接纳自己，导致沟通的渠道关闭，接下来的道理孩子根本就听不进去。对一个哭闹不止的孩子，只要蹲下来温柔地注视他，轻柔地对他说"你现在很伤心吧"，他可能会立刻停止哭泣，平静下来，然后告诉你事情的原委。

接着，帮助孩子学会辩证地去看待事情，明白对于困难和挫折，不要躲避，要想办法从中学到东西，有所收获。对于很多不愉快的事情，我们可以帮助孩子看到好的一面，比如孩子不愿意上学，我们可以和他一起探讨，在家和上学各自的好处和不好的地方，再问他一下学校里好玩的事情，他可能就会主动要求上学了。对于那些被否认、被拒绝的非常负面的体验，我们在认同孩子情绪，给予支持和理解的同时，也可以让他进一步换个角度思考，体会他人的感受，学会尊重、理解和接纳别人。还可以给孩子指出令人乐观的前景，如果解决好这个问题，我们的能力增强了，以后再遇到类似的事情，就有办法应付了，将坏事变为好事。

最后，启发孩子一起思考可以怎样做，教给孩子解决问题、寻求帮助等方法，这些才是青少年应对困难真正的武器和工具。在这个指导过程中，家长来当军师，让孩子主动想办法，多尝试，锻炼孩子独立思考和解决问题的能力。如果孩子做得好，也不要简单夸奖了事，要去总结分析原因，让他明白是哪些因素促使了成功，使得那些好的方法可以进一步巩固和强化。

（刘文娟）

孩子进入青春期，父母做好心理准备了吗？
独创的苹果法则帮助你

提到青春期，大部分家长脑子里出现的孩子都是"叛逆"形象，着装打扮稀奇古怪看不惯，狐朋狗友不求上进看不上，兴趣爱好根本不是一个"频道"，更是看不懂……孩子眼中的父母，则是古板、专制、啰唆，什么都不懂，什么都要管……影视作品里，"更年期"碰上"青春期"，更是鸡飞狗跳，亲子冲突爆发像火星撞地球一样激烈。好像青春期就是麻烦的代名词，青春期就

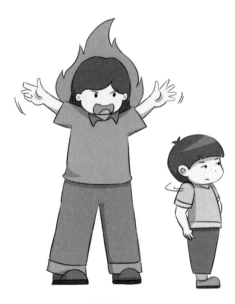

图12

必有旷日持久的亲子大战。

我独创了一个好记的"苹果法则"（APPLE），可以帮助你顺利进入青少年父母的角色！

态度

1. 保持积极，乐观，淡定！放轻松，再轻松点

现在的很多父母太焦虑，神经绷得太紧了。孩子成绩波动几分，全家就要一级戒备，如临大敌。孩子偷偷打会儿游戏，就要上缴平板电脑甚至砸手机。如果孩子再有抑郁焦虑的表现，那父母更是无法承受，在门诊，常常可以看到痛哭流涕的妈妈，暴跳如雷的爸爸，情绪比孩子更崩溃。

俗话说，如果你手里拿着锤子，看任何东西都是钉子，同理，如果你总抱着挑毛病的心态，那你的孩子肯定到处都有问题。没有完美的孩子，孩子们当然有缺点和问题，父母难免会失望，但是请不要忘了，如何面对挫败，也是家长给孩子言传身教的重要一课。种瓜得瓜，种豆得豆。如果父母承受不了任何失望，你又怎么能埋怨孩子输不起呢？如果父母面对孩子的任何问题都一惊一乍，反应过度，你又凭什么指责孩子心理太脆弱？

大量的研究证明，当遇到问题时，缩小困难面、放大积极面，更多强调孩子付出的努力和优势，一起展望那些有机会变得更好的地方，往往会真的令孩子做得更好。

2. 保持开放的心态

孩子进入青春期，从大脑到身体，生理和心理都会发生巨变。孩子开始质疑父母的权威，要求保护自己的隐私，渴望独立，这些都是正常的成长表现，不要认为孩子在针对你，故意疏远你。对孩子的种种变化，不要预设"应该"和"不应该"，不要随意否定或批判。回忆一下你自己在青少年时期，是多么讨厌父母的专横和武断。

反之，保持开放的心态，接受孩子的成长和变化。保持好奇，多听听孩子的感受和见解，你会发现，与进入青春期后的孩子进行平等的成人式对话很有趣。我常常通过和女儿的周末卧谈会，接触

到最新的流行歌曲和小学生间最流行的网络用语。用好奇而不是质问的态度了解孩子的生活，你就会发现，大多数时候他们把自己照顾得挺好的。

位置和姿态

孩子呱呱坠地后，父母紧紧地将他们抱在怀里，接着孩子蹒跚学步，父母牢牢地牵着孩子的手，护他左右，等到进入青春期以后，父母的位置就慢慢退到孩子身后，距离越来越远，姿态也渐渐定格成了目送。

青少年阶段就是从对父母言听计从的儿童，成长过渡到独立自主的人。对青少年来说，父母的最佳角色应该是"高级合伙人"。虽然父母拥有更多的生活经验和知识技能，但是最终还是希望我们的合作伙伴（青少年）能够接管自己的人生，独当一面。我们需要循序渐进地逐步授予孩子自主权，比如买衣服，先允许他自己选择衣服款式，父母把控预算；然后他可以决定买衣服的花销，但在购买前要与父母核对；最后可以给他一笔零花钱，完全让他支配，自己买喜欢的衣服。

当然，无论孩子走多远，当他需要父母的支持和安慰，转身奔向我们时，我们也要毫不犹豫先给他们一个大大的拥抱。

"在场"

你可能常常听到"良好的亲子关系需要父母高质量的陪伴"这句话，你理解什么是高质量陪伴吗？陪伴的核心是满足孩子的基本心理需求，让他们被看见、被理解、被肯定。然而如果父母一边陪孩子，同时刷手机看电视或者想工作，是没法真正"看见"孩子的，连孩子说什么可能都听而不闻，谈何揣摩孩子的言外之意，更不用说去澄清甚至孩子自己都不是很清楚的内心挣扎了。高质量的陪伴就是要求父母在亲子沟通中，对孩子全然地关注，持续"在场"。

做得少效果更好

学会放手，是青少年父母的必修课。当父母知道孩子犯错，会有立刻去纠错的强烈冲动。觉得长此以往必定形成燎原大火，孩子定会付出惨重代价，必须第一时间掐灭星星之火？但是，请记住，除非孩子的健康和人身安全受到威胁，否则请克制克制再克制，做得少效果会更好。我们要允许孩子犯错，同时一定要孩子自己承担后果。青少年需要从自己的错误中学习，学会对自己负责。

因此，当你想要制止和纠正孩子时，先问自己："如果我不做会发生什么？"即使后果很严重，例如孩子总是漏掉老师布置的作业，或者丢三落四，反复丢失书本，导致重要考试成绩不及格。你会怎么做呢？如果你每天替孩子去打听记录作业内容，整理书包，可以预见的是孩子类似的错误还会一犯再犯，是你阻碍孩子发展出个人责任感。

赋能

关注青少年情绪和行为问题背后的困难和能力欠缺，帮助孩子提高能力而不是一味指责。

大多数青少年父母往往只关注孩子学业成绩，是否听话，易于管理，却忽略了孩子各方面能力的培养。比如父母最看重的学习成绩，只要成绩不理想，父母就给孩子报补习班，一个不行就报两个三个，直到课余时间全被占满。然而不管多么高大上的补习班，主要还是知识的灌输，你是否关注过孩子真正的问题在哪里？很少有家长会去思考，补习班就算通过超前学、题海战术提高了几分成绩，但到底能不能提高孩子的学习能力？

对很多父母来说，不管孩子出现了什么样的问题都是态度问题，忽视了出现问题的根本原因往往是孩子能力不够。不管孩子做作业总是拖拖拉拉，马虎出错，还是上课听不懂，到了家长那里就一个结论"学习态度不认真，不努力"。以孩子作业拖拉为例，除非你给孩子安排了太多的额外任务，孩子知道完成校内作业还会有更多校外作业，以拖拉的方式消极抵抗，这可以算作是态度问题。其他情况下，可能更需要关注的是孩子的注意力有没有缺陷？时间感知和管理能力是不是需要提高？每个问题都需要父母去认真观察，发现孩子到底什么方面的能力亟须提高，才能针对性地解决问题。

（刘文娟）

青春期喜怒无常，易冲动，爱冒险？
青少年的大脑正在经历狂风暴雨

人类大脑的成熟是复杂的、不断发展的过程，大脑的成熟伴随着相应认知和行为的变化。大脑所有的潜能和弱点都依赖于个体发展的前两个十年，并且在这个过程中会受到环境、经验等因素的影响。在 10~25 岁的漫长 15 年中，青少年的大脑都经历了什么变化呢？

一个重点脑区

前额叶，也是大脑的 CEO。前额叶皮层占整个大脑皮层面积的 29% 左右，是与高级认知功能联系最紧密的一个脑区。当我们思考复杂问题时，如权衡利弊，计算风险和回报、制订计划、作出复杂决定，大脑中被激活的就是前额叶。青少年大脑最重要的变化也发生在前额叶。

两条路径

青少年的大脑有两条不同的发展路径，这也解释了为什么青少年比年幼的孩子更成熟，同时也有更多困惑。

第一条路径是线性路径，这是从婴儿期就开始的发展延续。额叶神经元的髓鞘化在青少年时期充分形成，这使得神经元之间的信息传递和加工更为高效。青少年大脑左右半球之间能够进行更好的交流，前额叶与负责记忆的海马体之间有更紧密的联系，青少年的记忆力、逻辑思维能力、自控能力都大幅提高。青少年对事物的洞察力、对信息处理速度和解决问题能力都会随年龄的增长而增强。

第二条路径是大脑发展的非线性路径，这也是青春期所独有的。它包括了大脑神经元和突触的第三次迅猛发展，以及紧接着的第三次大幅修剪期。在生命的第一个十年中，大脑产生的神经元数量远远超出了信息加工所需要的水平。在青少年时期，大脑会大幅修剪发育得错综复杂的神经连接，就像修剪新长出的小树枝一样，把用得很少的神经连接修剪掉，只留下重要的、反复使用的神经连接。其效果也和修剪小树枝一样，可以让大脑的能量和物质高效地用到真正需要的地方。对神经纤维"分叉"的大幅修剪过程会一直持续到青春期结束。

由于这一路径延续整个青少年阶段，大脑在这一阶段始终都经历着复杂的发育过程，不断有新的神经环路形成、部分神经环路进一步巩固，一些神经环路逐渐消失。这些大脑内剧烈而持续的变化，就让青少年表现出追求新鲜刺激、喜怒无常情绪化、爱冒险、易冲动的特点。

换个角度看，这些特点也使得青少年愿意尝试新鲜事物，积极参与社会活动，更富开拓精神和创造力。正是由于青春期大脑的变化，才使得孩子能够超越父母，青出于蓝而胜于蓝，人类才得以不断进步。

父母可以做什么？

青少年过往的个人经历决定了哪些神经回路会被剪掉，青少年把注意力集中在什么活动上，越常使用的回路将变得越强大；而不经常使用的回路，在青春期更有可能被修剪。这一过程非常重要，可以说它重新塑造了青少年的大脑，决定了大脑将以何种方式思维、感觉和行动。

因此，从促进大脑健康发育的角度来看，父母要摒弃说教、严格控制和太过详尽的指导，逐渐放手，让青少年逐步独立尝试各种解决问题的方法。因为脑科学告诉我们，只有青少年自身的经验才能真正塑造他的大脑。

父母可以做的是，在孩子独立解决问题之后，和孩子一起复盘，帮助孩子梳理自己的经验，提高孩子的成就感，脑科学告诉你，这样做可以使孩子所形成的积极神经回路变强大！也可以和孩子一起讨论其他的可能性，鼓励孩子多尝试，在大脑中形成新的回路。

脑科学的研究发现，青少年大脑的发展不是匀速直线前进的，在疲劳、压力过大时，青少年的大脑会出现"宕机"，运转失灵，也是我们常说的"多聪明的孩子却在做傻事"。这也是家长可以关注和预防的，要知道很多时候孩子过大的压力和疲劳，正是来自父母过高的期望。

（刘文娟）

青少年的倾诉对象：找 ChatGPT 也比父母强

作为火遍全球的智能聊天机器人，ChatGPT 日渐成为青少年的新宠。有调查显示，89% 的美国大学生使用 ChatGPT 做作业、写论文。更让人大跌眼镜的是，很多青少年选择向 ChatGPT 倾诉自己的心理困扰，并且很多人在与机器人聊过之后认为"有被安慰到"，思路被打开。这一点尤其让父母扎心，因为自己再怎么对孩子剖心挖肺，青少年最不愿意交流的对象往往就是父母。到底是什么阻碍了孩子和父母交流呢？

事实上，在很多家庭，亲子间的沟通几乎时时刻刻都充斥着消极情绪，在亲子沟通之路上存在许多障碍需要我们做父母的去扫除。对孩子的批评、嘲笑、命令和轻视问题都是亲子交流中最常见的"路障"，不仅无法促进沟通，还会引发青少年的防备、抵抗和怨恨，打击他们的自尊心。

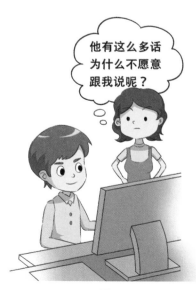

他有这么多话为什么不愿意跟我说呢？

图 13

这样的交流氛围，是无法像 ChatGPT 一样提供轻松的交流空间的。智能机器人还有一个人类无法企及的优点，ChatGPT 会认真回复每一个问题，永不生气，永远不厌其烦，这一点连心理咨询师都做不到，更不用说父母了。

很多人会有疑问，与青少年交流完全不能批评、命令、建议吗？难道孩子说也说不得，只能捧在手心里吗？难道孩子说什么，父母就只能赞同吗？当然不是！

首先，在亲子沟通中，父母要有意识地主动营造和谐的氛围，"提供轻松的交流空间"，尽量避免"手里只有锤子，眼里全是钉子"的局面，对待孩子不要总想着去纠正、去教导甚至去打击。父母应该扪心自问，难道除了打骂就没有其他解决问题的办法了吗？是因为懒惰，缺乏耐心，不愿意花时间精力，温柔地对待孩子吗？还是因为自己的疲劳、焦虑，或其他负面情绪影响了亲子交流呢？

其次，父母当然可以提出自己不同的想法，跟孩子一起讨论，父母毕竟拥有更多的人生经验和生活阅历。但有一个基本前提，就是父母能同时站在自己和孩子的角度看待问题，理解并允许孩子的感受和想法，只有这样，在亲子沟通过程中，孩子才能感受到被理解和被尊重。只有当孩子感到被父母看见和理解了，孩子才愿意接收父母的想法和建议。反之，如果孩子感到被误解、被贬低、被轻视，会陷入强烈的愤怒漩涡中，根本听不进父母说了什么，这时的亲子沟通是完全无效的，还会损害亲子关系。

比如你的孩子，因为没有考好哭着回家。你安慰了一会儿，问清楚发生了什么，然而孩子还在哭，并抱怨"我恨死老师了，题目出得太难了"。这时你会怎么做呢？大多数父母可能会立刻给出结论"你自己没学好，怎么能怪老师出题难？"或者教导孩子"现在开始好好努力学习，下次就能考好了"；也有少数父母会站到孩子一边，认为"老师出的题太难了！"个别父母甚至会给老师打电话抱怨。

但这些做法，都不能让孩子的挫败感得到安抚，反而会让孩子感到委屈或者丢脸，都会损害亲子关系，以后孩子可能都不愿意再向父母倾诉了，同时这次经历也没有让孩子获得真正有益的经验。

更好的做法是什么呢？父母会对孩子只知道抱怨老师而不自己承担责任感到失望和难过，但此刻并不应直接把自己的感受和想法告诉孩子。因为此时孩子太挫败了，太心烦意乱了，这样的情况下根本没法冷静思考任何东西。父母只需在孩子旁边继续陪伴一会儿，等孩子慢慢平静下来，再跟孩子一起讨论能不能找到一些方法来更好地应对考试，引导孩子对自己的行为负责，而不是抱怨别人。

亲子沟通中，父母不能只靠下命令、给建议速战速决，往往要先动之以情（承认和接纳孩子的情绪），再晓之以理（待孩子情绪得到安抚后，再一起讨论解决问题的办法，进行启发和引导），反反复复几个回合。虽然过程艰辛曲折，还非常考验父母的耐心和情感承受力，但是只要温柔地坚持下去，就能取得事半功倍的效果，不但能提高孩子解决问题的能力，还可以升华加深亲子关系，成果喜人。

（刘文娟）

青春期的娃随时会"爆炸"？
手把手教你做拆弹专家

孩子进入青春期，家长往往会发现，以前那个温顺乖巧的小宝贝不见了，现在俨然成了一枚不定时炸弹，要么不愿意和父母多说话，"砰"地甩上房门，要么没说两句就原地爆炸，留下父母在门外郁闷抓狂。

如何更好地与青春期的孩子进行沟通交流呢？让我们逐一清除亲子沟通的三重路障吧。

路障一："父母从来不会认真听我说话"

很多青少年都会抱怨，父母从来不会认真倾听。父母只要仔细回想一下，就会发现孩子的抱怨并非言过其实。父母往往觉得自己肯定知道孩子要说什么，就懒得去听，或者孩子刚开口父母就直接给出答案。有时父母似乎在听，但可能在关注电视和手机里的东西，或者还在想着工作，有时听到了孩子说的内容，却很少注意他们的感受。

沟通是双向的，如果连孩子真实的想法和感受都听不到，信息接收时就有偏差，如何进行有的放矢地输出呢。积极倾听的目的就是理解孩子的观点，通过孩子的眼睛看事情，站在孩子的角度去感受和思考。这并不意味着父母和孩子总能达成一致，但只有主动、认真地倾听，孩子才愿意跟你说更多的心里话。

父母也会抱怨，孩子进入青春期以后就不爱和父母说话了，总是热脸贴上冷屁股。我们可以通过孩子的表情来打开沟通之门，比如孩子从学校回到家，脸色很难看，很不开心。那么，你可以说："你今天看起来不太高兴呀，想聊聊吗？"鼓励孩子告诉你更多。还可以用眼神交流，表现得很投入，然后保持沉默。如果孩子表现很犹豫，那么你不要说话，但也不要转身离开，让孩子知道你理解他矛盾的心理。等一会儿他可能就会打开话匣子。如果孩子回应"我不想说话"，那么你也不要着急，更不要批评和指责，可以告诉孩子"有事情最好不要都憋在心里，想聊的时候随时可以找我"。

路障二："父母为什么总爱生气"

家长们也会苦恼，和孩子交流，谁不想心平气和、母慈子孝，但孩子的种种行为实在是让人生气，强压怒火指出孩子的错误，换来的却是强词夺理，最终只能以发脾气、吼孩子收场，鸡飞狗跳。

孩子也会委屈，为什么不管我做什么说什么，父母都那么生气！

其实啊，家长们不知道，批评和指责只会让孩子屈服或反击，如果你想让青少年改变行为，直接说出你的感受更有效。这里有一个简单的表达公式：当你——（不带偏见地描述孩子的行

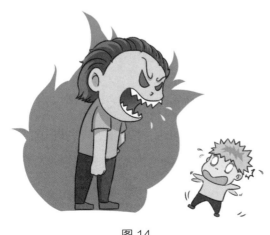

图 14

为）时，我感觉——（表达你的感受），因为——（阐明这种行为对你造成的具体影响）。这样的表达方式，会让青少年明确知道自己的行为对父母的影响，那么提出解决方案的就是孩子自己，会让青少年主动承担起改变的责任。

父母开始使用这样的表达方式，可能会感到别扭，孩子也会不适应，因为这种表达方式太像心理医生了！但是，当你坚持下去，会感到表达会越来越自然，你也会发现，心理医生式的表达方式确实有效。

路障三：亲子大战无法避免？

孩子进入青春期，亲子冲突几乎随时一触即发！

无论是父母最关注的电子设备的使用、作息安排、作业的完成程度以及学习积极性，还是孩子最在意的，对隐私的维护和交友选择，甚至是穿着打扮、做家务，以及晚饭去哪吃这种鸡毛蒜皮的小事，青少年与父母都会有分歧和矛盾。亲子冲突是无法避免的。

我们都害怕冲突会损害亲子关系，但其实冲突也有积极的一面，冲突会促使我们表达压抑已久的情感，使我们摆脱习以为常的做事方式，逼迫我们去思考和改变，找出解决问题的方法。积极面对和处理冲突，而不是消极回避，可以让亲子关系更稳固。

父母怎么解决亲子冲突才是合适的呢？我们看到四种常见的方式：一是镇压，这种方式只适用于紧急情况下，需要快速果断地行动才能确保健康和安全的时候。如果父母总是拒绝考虑孩子的需求和愿望，往往会滋生孩子对父母的怨恨，总是拒绝让孩子参与决策过程，孩子就不会有强烈的动机去解决问题。二是顺从孩子，当父母意识到孩子是对的，自己是错的，确实应该主动服软，这样可以表明父母愿意倾听和学习，父母是讲道理的。当问题对父母来说微不足道，而对孩子极其重要的时候，比如穿什么衣服去参加同学生日派对，顺从孩子也是合适的。但如果无论什么时候都顺从孩子，显然是不合适的，也是父母的失职。三是逃避一切冲突，一旦亲子之间出现分歧，父母就会改变话题，认为孩子小题大做，或者干脆闭嘴，当面对鸡毛蒜皮的小事争论，或者亲子双方都很疲劳没有精力去处理冲突，双方都需要时间冷静时，暂时的回避确实可以避免无用的争吵。但是一直回避，并不会让问题和困难凭空消失。四是妥协，双方各让一步，在决定吃什么、去哪儿玩这些小事上，妥协可以节省大家的时间精力，但这也不是解决严重分歧的持久办法，父母和孩子都没法充分满足。

不过，确实有一种方法可以双赢，那就是合作！虽然合作往往需要花费更多的时间精力，但是能最大限度地减少对感情的伤害，也能最大限度地增加真正解决问题的机会。

合作适用于各种情况，尤其是青少年普遍让父母头疼的问题，比如如何独立高效完成作业、如何增加使用电子产品的自控力、如何解决人际关系方面的困扰。当然，父母和孩子可能无法总是达成共识，当涉及健康和安全问题时，父母不得不作出单方面的决定。但是，当青少年参与决策过程，看到自己的需求和愿望被父母认真对待时，就会更愿意讨论和执行协议，这样才能打破亲子沟通的僵局，进入"沟通—改变—再沟通—持续改变"的良性循环。

（刘文娟）

处方笺

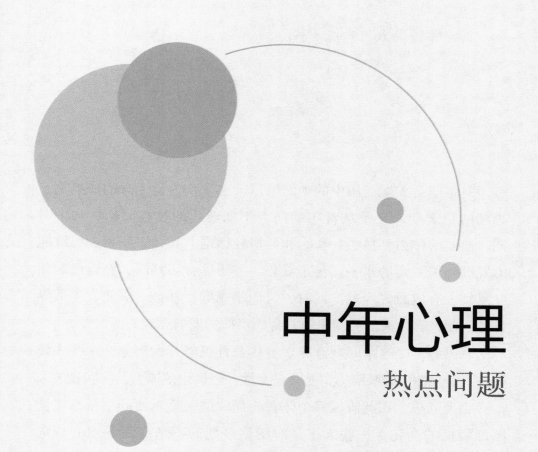

中年心理

热点问题

医师：＿＿＿＿＿＿＿＿＿＿

临床名医的心血之作……

中年人有哪些心理特点和问题？

中年期是人生经历中的中间阶段，通常认为是生理的成熟期，心理的稳定期，又是从青年期向老年期转化的过渡时期。这个时期，他们的体力、精力、智力和性格较稳定，其知识积累和思维能力发展到了一定的水平，善于联想，善于综合与判断，有自己的独立见解，有成败之经验。同时，又面临家庭、社会、事业、生活等各种问题，有较大的心理压力，身心疾病的发病率较高等。

恐惧心理。这个时期意味着身体及性机能开始衰退，一些人怀疑自身对异性失去吸引力，尤其是女性，恐惧生殖能力及容貌丧失。

心理危机。在此阶段，个体首先面临的一个重要问题就是接受围绝经期的变化，一些人正是对围绝经期的不适应而导致心理危机。其次，个体的主观愿望与客观条件有矛盾也可能导致心理危机。如大多中年人，在心理上不能接受老之将至的现实，常做与自己精力和能力不适应的工作，结果产生更大的失败和挫折感。第三，个体对工作岗位的变化不能适应。如下岗、退休等，这会使他们产生空虚感和失落感，尤其对一些有工作能力和精力的人，会感到压抑，进而出现心理危机。

角色变化。个体在这个阶段，社会角色不断发生变化会导致情绪的紧张焦虑与不稳定，主要是表现在家庭生活和社会工作两方面。在家庭中，随着孩子年龄的增长，父母的权威地位会随之变化，有时会被孩子左右。在社会中，职位、工作环境也在不断变化，随着社会用人机制的年轻化倾向，使他们的角色常常发生变化，心理随之出现紧张焦虑。当然，经过一段时间的适应，他们会逐步适应这种变化。一般到55岁左右，会使自己的角色、兴趣、活动和自身的身心状态取得良好的配合。

智力水平。保持稳定，按测得的智商分数来看，智力从青年到60岁之前保持不变，有时还有所增长。

兴趣变化。出现兴趣改变通常发生在55岁之前，其中约有50%是发生在35~55岁之间。兴趣变化的重要特点是兴趣范围有所缩小，兴趣重点有所转移。如开始对社会事务感兴趣，对政治事件十分关心，经常阅读和讨论相关政治问题。消遣活动也以静为主，追求宁静致远，如阅读、钓鱼、散步、下棋等。

（陈华）

中年人如何"色养"父母?

随着社会的发展,长寿老人越来越多,绝大多数中年人的父母仍然健在。对于自己有日常工作收入,父母有退休金医疗保险的中年人而言,在经济上支持父母并不是太大的问题,但如何"色养"父母却成为越来越突出的问题。

所谓"色养",就是和颜悦色地对待父母。经济条件变好了,给父母买好吃的、好用的非常容易,但如何让父母在精神上也觉得很开心需要一定的技巧。

尊重父母的习惯。有一种好叫作"子女觉得好"。父母辈是经历过艰难困苦的,有很多生活习惯,只要不是原则性问题最好尊重他们的原有习惯,让他们按照自己喜欢的方式去生活。比如有的人节俭,不舍得用水,总吃品质不好的食物,只要不是完全不讲卫生或者吃变质食物,尊重他们的习惯就行了。如果老人爱碎碎念,子女答应就行

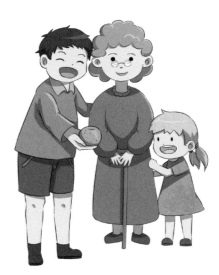

图15

了，没必要非要争论科不科学，卫不卫生。其实反过来思考，自己年轻的时候父母一定要自己按照他们的方式做事情，是不是也让人很逆反呢？

父母开心比面子更重要。两代人的观念不一样，没有必要按照完全一致的观念去强求自己和家人。经常会有中年人嫌弃自己的父母出去打工，觉得家里明明条件不错可以颐养天年，为什么偏偏到条件不如自己家的别人家去做保姆。其实这是父母辈实现自己价值的一种方式，只要父母开心，在不违法，不影响健康的前提下，父母想干什么就允许他们干什么。曾经看过一个故事，有人开着豪车帮自己的老母亲运废品去卖，当然，这个故事只是告诉大家，父母有自己的开心和引以为豪的事情，要学会尊重他们的意愿而不是看重自己的面子。

学会厚脸皮。老一辈的人很多不会直接表达自己的意见，经常"正话反说"：明明心里喜欢嘴上却说不喜欢，明明希望孩子看望却说不要麻烦，明明是一句好话到了嘴边却变成了数落。说实话，这样的父母有时确实比较难相处，特别是当子女非常辛苦疲劳的时候，再来一个让你"猜猜猜"的做法很容易让人不耐烦。但是自己父母的脾气秉性自己当然是了解的，这里介绍给你一个小技巧，可以跟着孩子的称呼叫，称自己的父母为爷爷奶奶外公外婆，然后用孩子的口气说自己想说的话，比如电话中带上孩子，说："宝宝，跟爷爷奶奶说辛苦啦，我们明天来看爷爷奶奶好吗？我们再带上什么好吗？"这个时候，老人家就很少会正话反说了。

最后，再多技巧也不如一颗爱父母的心，用真心对待，父母总是能够感受到的。

（叶尘宇）

如何与孩子消除代沟？

有一句调侃的话：现在的孩子做的事情，有一半是想都不敢想的，另一半是说不出口的。这当然是夸张，但也可以看到，随着时代的发展，每一代人之间都会有代沟，如何消除代沟，或者减少因代沟导致的亲子关系紧张呢？

随着年龄的增长，青年人越来越要求独立，他们不愿墨守成规，不肯完全接受老一辈的意见。他们的"成人感"表现异常强烈，往往固执己见，甚至对父母在求学、就业、交友、生活等方面的合理建议都表示出不同程度的反感，认为这侵犯了他们的自主权，干预了他们的自由。因此，常常表现出不合作的态度，拒绝家长的管教。而大多数父母由于不了解孩子的心理特点，反而认为"孩子翅膀硬了，管不得了"，并为儿女不理解自己的苦心感到苦恼，从而形成了两代人之间的"代沟"。父母的人生阅历和生活经验比子女丰富，又是子女的监护人，无论从伦理上还是从道德上来说，都对子女的身心健康负有不可推卸的主要责任。

青少年身心状态的剧变过程促使他们发现自我、追求独立，对童年开始形成的观念进行颠覆性修正，对事业、友谊、爱情和人生价值观开始有独立的选择与追求。而现在的独生子女家庭，父母在养育知识和经验上的缺乏，使得他们对子女的身心变化准备不足，还是按照以前的方式应对。这时候青少年已开始了与父母的冲突，代沟也就随之产生了，而只有父母在观念意识上进行相应的变化，才能消除误解与隔膜。英国谚语说得好，"一个父亲胜过百个老师"，可见父母在孩子成长过程中的重要性。那么他们对于代沟的产生应负主要责任吗？父母对孩子生活上的照顾无微不至，但对他们的学习情况，烦恼忧愁又有多少了解？两个心灵相通的人，就不会产生代沟吗？而当父母在他们与孩子的团聚只在餐桌上时，那么他们与孩子的世界也就渐行渐远了。

要想消除两代人之间的代沟，拉近自己和儿女的距离，父母必须了解青年人的心理特点，尊重他们的自尊心和独立性，要主动与他们进行感情和思想上的交流。作为子女，则应体谅父母的期望和良苦用心，应从老一辈人的生活经验中吸取有益的成分。只有这样，才能避免因家庭不和导致的两代人心理上的不健康现象，才能维护好一个家庭的和谐与温馨。

（陈华）

"虎妈"如何与孩子沟通

"妈妈"这个词是每个生命呱呱坠地后学会的第一个词语，看到妈妈这个词就会让人感到心软软的、暖暖的，怎么也没法和"母老虎"这个略带些贬义的词联系起来。在许多学龄孩子的心里，妈妈给他们做了可口的饭菜，买了漂亮的衣服，但管起他们的学习来，感觉就不再那么可亲可爱了。仁慈的母亲从什么时候起在孩子面前变成"母老虎"的呢？

对孩子要求过高，凡事要争第一。不知道这个"凡事争第一"的要求害了多少人，每个班上只有一个第一名，大家都拿最高且唯一的标准去要求孩子，只能让孩子感到压力和绝望。如果在家庭教育上，母亲对子女要求过高、以成绩是唯一标准的心态去看待孩子的成长过程，不能容忍孩子的失误等，就容易与孩子发生冲突，再加上自己情绪控制不好，就造成了妈妈变成"母老虎"的局面。

母亲是孩子的第一任老师，在许多家庭中，最重视孩子教育的往往是母亲，对儿女在教育方面最具体实施的也是母亲。对于大人自己的情绪问题，最好不要在孩子面前表露，而是夫妻双方间多理解沟通，加以疏导。母亲在家里是榜样、是楷模，你怎么做，孩子就会怎么学。如果母亲解决问题的方式是粗暴的，小孩子也可能是粗暴、蛮横的；母亲是友善、豁达的，子女也可能是友善的、开朗的。母亲的修养及言行举止都会对孩子产生很大影响。

在孩子的成长中，有进步就要表扬，遇到困难应多鼓励，同时帮助孩子一起想办法解决，为孩子提供发现自己长处的机会，多让他作各种尝试，这样的话孩子才能欢快地唱出："世上只有妈妈好，有妈的孩子像块宝！"

（陈华）

中年人如何自我成长

　　不要以为"学习"是孩子的事情，其实学习是一个终身的过程，而父母对于学习的爱好和习惯，更是孩子学习的榜样。那么中年人如何自我学习，自我成长呢？

　　学习包括很多方面，首先需要保持学习的心态，活到老学到老，不给自己设限。当然成年人的学习和孩子坐在课堂上全职学习不太一样，古人说"读万卷书，不如行万里路"，中年人的学习会更"功利"，更侧重实践性，也更有针对性。在实践中获得感悟，找到自己的薄弱点，然后针对这个点，利用碎片化的时间去提高，这种学习虽然不是系统性的，但是对于原有的知识体系有很好的查漏补缺作用，同时也能快速补齐短板。

　　多作新的尝试。即便是中年人也存在很多种可能性，有时候即便是为了帮孩子做功课也能"解锁"不少新技能，比如手工劳动、绘画小报、视频音频剪辑等，不仅可以增进亲子感情，还可以陶冶情操。如果能够学会一些新的技能，甚至考出一些证书，比如有些全职妈妈学习烘焙、化妆等课程，也是一种学习，技多不压身，以备不时之需。

　　另外还有一些小技巧，经常会有孩子抱怨父母没有高质量的陪伴，常令父母感到非常委屈，到底什么样的陪伴才算高质量的陪伴呢？父母完全可以和孩子一起学习，孩子做功课的时候你在旁边看书或者听书总好过刷手机看小视频吧。这样的学习也是学习，假以时日还是能够积累很多通识教育的内容，开拓知识面的。

（叶尘宇）

如何与"室友"仍然保持亲密?

有人戏称中年夫妻是睡上下铺的兄弟,虽然彼此熟悉但不再亲密,更没有什么激情。那中年夫妻该如何维持良好的亲密关系呢?

首先,保持共同成长步调一致。经历了恋爱期的甜蜜、磨合期的考验,婚姻逐渐变得四平八稳,甚至一地鸡毛起来,但是个人的成长还是没有停止,比如能力的增加、工作任务的变化、岗位的升迁等等,使得一方的眼界和思想发生了变化,那夫妻的另一方则需要共同成长,如果一方停滞不前、故步自封,或者长期工作性质不一样导致三观不合,那就很难保持一致,维持良好的亲密关系。

其次,创造两人空间。中年人上有老下有小,除了工作还有各种家庭事务,常常忘了自身的需求。一旦有条件,可以暂时放下手中的工作和家务事,创造两人空间,比如把孩子送去夏令营,或者两人一起旅行,保持亲密关系的新鲜感。

最后,相互谦让、相互鼓励。中年夫

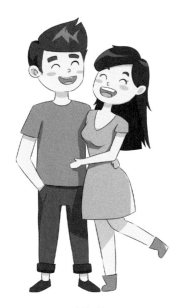

图 16

妻一般都是经历过风浪的，相互之间有一定的默契，不需要客套，但有时太熟悉了也会导致疏忽、忽略彼此的需求。平时相敬如宾一点反而更能促进亲密关系，把爱人当客人，一开始会觉得有点奇怪，但经常注意礼貌，客气话动听的话多说说，也会有意想不到的效果。当然，如果实在不会说，也不一定非要勉强，但是有些是情绪需要实际行动。如果婚姻状态完全是一方奉献付出，另一方获取的模式，这种以牺牲一方利益为代价的婚姻是很难保持长期亲密的。

当然，文中讨论的是婚姻中夫妻双方建立在相互信任忠诚的基础上，并不包含婚外情的情况。俗话说少年夫妻老来伴，祝每一对夫妻始终恩爱、白头到老。

（叶尘宇）

镜中容颜渐老，忧虑爬上心头
——如何应对中年的容貌焦虑？

人到中年，许多人在事业上、家庭生活中逐渐走向稳定和成熟，然而生命自身的规律注定人类不可避免地要经历从青壮年走向老年的过程。"岁月是把杀猪刀"，若隐若现的白发、脸上出现的皱纹、日渐圆润的身材，都在提醒自己青春不再。女性反复担忧自己人老珠黄失去往日风采，男性发愁自己身材走形魅力不如当年，甚至为此忧心忡忡，以至于食不知味、夜不能寐、日渐憔悴、愈加忧虑。与之相对的，热玛吉、超声刀、割眼袋以及肉毒素等医美项目则门庭若市，生意蒸蒸日上，热度只增不减。然而，即便能短暂延缓外表看起来的衰老，生命自身的规律无法阻挡，对此的过度忧心也会引发心理问题，造成新的困扰。

中年人的容貌变化

中年人的身体会发生变化是自然规律，正如大地从初春的嫩绿，到夏日的葱葱郁郁，再辗转到秋日的金黄灿烂渐渐变成冬日的厚重沉寂，周而复始地展现其生命的色彩。人类的生命年轮也如此，当生命年轮转至下半场，身体各个系统的器官机能都会发生相应的变化。人的皮肤会逐渐变薄、变干，失去弹性并出现细小皱纹；肌肉力量可能会减弱，事实上，肌肉组织（肌肉力量）下降从 30 岁左右就开始了，并会持续一生；骨骼密度会下降，骨质变得疏松，韧带和肌腱的细胞活性降低，使得关节变得僵硬⋯⋯

随着年龄增长，身体机能的变化也会反映在容貌上，例如眼角的皱纹、脸上的褐色斑、肌肉减少脂肪增加导致的身形圆润、毛发日渐稀疏、黑发减少白发渐增等等。在心理咨询门诊经常会有些四十多岁的中年男女，对出现的一丝丝皱纹和一根根白发难以容忍，面对镜中青春容颜不再的自己，忧心忡忡，甚至引发焦虑、抑郁等情绪问题。

如何应对中年容貌焦虑

了解随着年龄增长身体的自然变化规律，既能使我们正确认识身体变化的自然规律，减少恐慌心理，也有助于适当地通过一些合理有效的方式来应对这些变化。对逐渐老去的容貌年龄恐慌的中年人，可以把令自己恐慌的实际问题列出，看看自己能够改变的有哪些，比如对"让时光倒转"的这种不可能完成的任务就不要耿耿于怀，切忌不顾实际情况随意定目标，学会以平和心态面对年龄渐老的现实。

人到中年，已经体验了童年的纯真青涩、青年的勃发昂扬，而经过了多年的工作和生活，自己也实现了一些理想；经过生活磨砺的我们日渐稳重成熟，岁月带来皱纹的同时也带给了我们果实。中年人的生活是丰富而充满压力的，在工作上是核心力量，既有经验又有精力；在家庭里又是主心骨，从孩子教育到老人赡养都需要操心操力，对中年伴随的容貌变化的过分担忧可能会分散精力而忽视生活中的重要事务。

尽管难以再度拥有年轻时的容颜、光泽的肌肤，但是可以通过适当的力量训练，一定程度上保持肌肉的紧致结实、身体的矫健，保持身体的健康，同时保持从容的心态、好奇求知的态度。多利用空闲的时间和精力读书，是永葆青春的源泉。在不断的学习思考中让自己充实，心情一天比一天愉快年轻，这样可以使自己从"担忧容颜不再"的境遇中解脱出来，也无须艳羡别人。只要心境能保持年轻，就能无所畏惧年华的逝去。

当感到有心理压力和出现悲伤、愤怒、怨恨等情绪时，及时寻求帮助梳理不良情绪。我们可以通过与家人或亲朋好友倾诉沟通来疏解自己的忧虑，与同龄人交流养生保健心得，对中年抗衰日常保持轻松心态。更重要的是，在工作中、在对生活的投入中找到自我价值，从而将自己从对容貌的焦虑中解放出来。

（刘丽君）

步入中年的单身女性，如何应对压力？

随着社会的发展和进步，女性的婚育选择也日益多样化，部分女性选择了不婚不育，或是单身生育。随着离婚率的日渐攀升，意味着许多女性步入婚姻后，又从婚姻中出走。和传统主流的中年家庭生活不同，选择不婚不育或单身生育、离异带娃或不带娃的女性群体，她们多数选择独居或独自带娃，不仅要面对和主流生活方式不一致所带来的压力，还可能遭遇主流社会的不理解甚至是批评指责。

同时，独居生活往往还面临着其他压力，诸如生病，遭遇突发事件时，缺少足够的外部人际支持等，都可能会让这些情况变得格外难以应对。在心理咨询门诊，这部分患者也逐渐增加，需要引起关注和重视。那么，对于中年单身女性，应当如何应对生活的压力？

保持规律的生活作息

单身独居生活和多人口家庭生活不同，个体拥有最大限度的自由而无须迁就或顾及其他人。但也因此容易缺少约束，过度纵容自己的不良生活作息，从而造成对身体和心理的不良影响。因此，对于独居女性，保持规律的生活作息格外需要强调。在饮食方面，给自己准备营养充足的一日三餐。如今半成品、预制菜等较为丰富，在外卖餐品之外也为单身生活带来了更多种饮食选择，尽管很方便，独自生活还格外需要注意食品的卫生和安全，定期清理过期、变质食物，避免因食物卫生造成健康损害。

除了饮食之外，保持规律充足的睡眠也十分重要。定时上床、定时起床，避免因为独居生活的自由而养成想睡就睡、不想睡就整夜通宵的习惯，可能造成睡眠节律的紊乱，从而引发其他的健康问题。此外，每天适当的活动量，尤其是周末休息时，尽量适当地进行户外活动、接触自然和阳光，有助于身心健康。

日常人际关系的维护

尽管单身生活和传统家庭生活相比，人际关系更为简单，但同时也失去了传统家庭生活能够提供的人际支持，例如在遇到重大生活事件时，家庭作为一个单位，能够联合多人的力量来共同应对，反之，单身生活能够联结的人际力量则要小很多，甚至只能依靠自己。因此，对于中年单身女性而言，注重平时和朋友、亲人的联系是十分重要的，保持三五好友了解自己的近况，能够随时沟通，遇事能有商量对象，突发情况能及时寻求帮助。

除了朋友和亲人之外，物理距离近的人际关系，例如工作中的同事、居住地的邻居等是日常生活中频繁接触的人，平时注重保持和他们的联系，在需要时也能够互相帮忙。俗话说"远水救不了近火"，在发生紧急情况时，离得近的同事、邻里有时比亲人能更快速有效地帮到自己。

主动结交同道，面对孤独

中年单身女性的一大苦恼是孤独，难以结交或维持同性朋友的友谊，原因之一是大多数同龄女性忙于家庭生活和工作，除了工作之外，日常时间分配多围绕家庭生活、育儿需要，和单身女性的时间分配完全不同，很难协调一致。单身女性在原有的朋友进入婚姻之后很可能会逐渐失去和朋友的联系。同时由于单身女性群体属于少数群体，如果被动等待而不是主动结交的话，也很难结识同道中人。

人是需要关系的，尤其是需要在精神上能够交流、产生共鸣的关系。对于中年单身女性，在工作上或许已经比较稳定，取得了一定的成就，但可能未刻意经营自己的朋友圈子，常常会感到孤独。因此，可以通过主动地参加一些社交活动，结识和自己生活理念较为一致的好友，丰富自己的社交生活，给自己的生活带来社交关系上的滋养。好的关系能够减少人的孤独感，能够使人有力量去面对生活中的各种压力。

和传统的家庭生活相比，独居生活更为自由，也充满挑战。遇到困难、感到压力都是十分正常的。如果在适应单身生活期间感到充满压力，甚至出现了失眠、焦虑、抑郁等情况，这时及时寻求专业帮助也是十分重要的。如何过好单身独居生活，是选择单身生活的人需要终身学习的课题。

（刘丽君）

处方笺

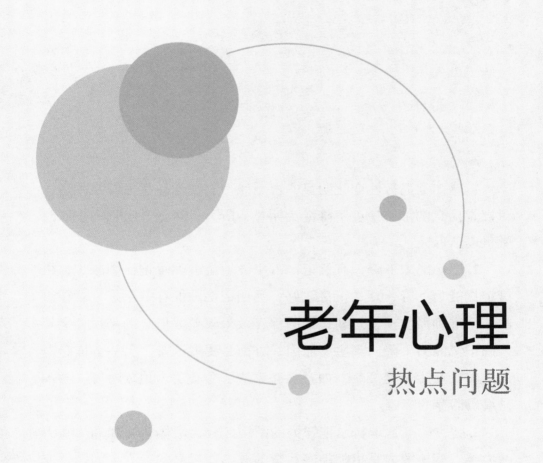

老年心理

热点问题

医师：＿＿＿＿＿＿＿＿＿＿

临床名医的心血之作……

老年期心理特征

1. 感知觉退行性变化明显，视觉能力、视觉注意力都在减退，对视觉信息的加工速度下降尤为明显；听力、味觉、嗅觉和皮肤感觉也逐渐迟钝。

2. 记忆能力下降，有意记忆占主导地位，无意记忆则减少；机械记忆能力下降，意义记忆较好；远期记忆的保存效果好，对往事的回忆准确而生动，近期记忆的保存效果较差。但总的来说，老年人的记忆能力下降，其主要原因一方面是提取困难，另一方面是老年人较少使用记忆策略，如意义联系法、分类法、想象法等，并不是编码储存的障碍。

3. 智力改变，卡特尔把智力的结构区分为液体智力和晶体智力两大类。液体智力是指随神经系统的成熟而提高的智力，如知觉速度、机械记忆、识别图形关系等。晶体智力是指通过掌握社会经验而获得的智力，如词汇概念、言语理解、常识等以记忆储存的信息为基础的能力。一般认为，老年人的晶体智力易保持，而液体智力却下降。

4. 人格改变，老年人人格改变的趋势大体如下：

（1）不安全感，人到了老年，身体各系统和器官逐渐发生器质性和机能性变化，经常产生的各种疾病，令老年人更加担心自己的健康。同时，对经济保障的担忧，主要表现在老年人对生活保障和疾病的医疗与护理的费用上。

（2）孤独感，约有三分之一的老年人有孤独感。最普遍的原因是老年人在家庭关系中的失落感，老年人渴望并追求天伦之乐，良好的家庭关系是他们的精神寄托。子女沟通的减少、朋友的病故、老年丧偶都会造成他们较强烈的孤独感。

（3）适应性差，老年人不容易适应新环境和新情境，依恋已有的习惯，较少主动体验和接受新的生活方式。在解决问题时比较谨慎，不愿做冒险的事，常求安全，担心失败。

（4）回忆往事，老年人的心理世界逐渐表现出由自主转向被动，由外部世界转为内部世界。容易回忆往事，遇事也容易联想到往事，越是高龄，这种回忆往事的趋势越发明显。

（陈华）

影响老年人心理变化的因素

老年期是人生历程中的最后一个转折期，在这一时期，机体衰老加快对老年人的感觉、知觉、记忆、智力、情绪、情感、性格、兴趣等不同层次的心理变化。

最先最直接引发老年人心理变化的因素是身体衰老。虽然每个人衰老的速度不同，但衰老始终是在不可避免地发生着，死亡则是衰老的最终结果。生理上的衰老和死亡的逼近对老年人的心理影响是转折性的和持久性的，也是带有冲击性的。老年疾病的缠身也是身体老化对老年人身理心理影响的具体体现。随着老年人的心脑血管、呼吸、神经、运动、消化、内分泌等系统生理功能的全面衰退，老年人对环境的适应能力和对疾病的抵抗能力在下降，疾病容易发生。

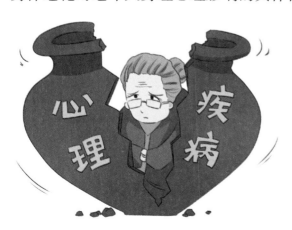

图 17

感官的老化。老年人感觉器官的退化首先对老年人心理产生影响，使老年人不由自主地产生衰老感。进入老年期后，感觉器官开始老化，视力和听力逐渐减退，视野变得模糊，听觉出现障碍，"耳背眼花"成为显著特征，其他感觉如触觉、嗅觉、味觉也在发生退行性变化，老年人对冷热温度和味道的反应变得迟钝。感官的老化使老年人对外界和体内的刺激的接收和反应大大减弱，这对老年人的心理会产生消极和负面的影响，表现在：一是老年人对生活的兴趣和欲望降低，常感到生活索然无味；二是老年人反应迟钝，感觉不敏锐，由此导致闭目塞听、孤陋寡闻；三是社交活动减少，老年人常感到孤独和寂寞。

死亡的威胁。老年人心理障碍的出现与死亡的危险和挑战有着密切的关系。尽管社会的进步和医学卫生条件的提高使人类的平均寿命持续延长，然而死亡仍然是不可避免的，是人生的最终归宿。老年期是我们人生的最后一站，特别是身体的日渐衰退和疾病的不断缠身使老年人感觉与死亡特别接近。面对死亡，有些人从容安详，但大多数老年人会表现出害怕、恐惧和悲观的情绪反应。死亡恐惧症就是一种常见的老年人的心理障碍。

社会环境因素。除了老年人自身和家庭因素以外，社会环境对老年人的心理状态也会产生一定程度的影响。营造一个有利于老年人健康，让老年人可以愉快地生活的社会环境，是全社会不可推卸的责任，也是衡量社会文明和发达程度的重要标志。

尊老爱老是中国人的传统美德，尤其是现在中国已步入老龄化社会，老年人口与日俱增，整个社会都应该关注、爱护、尊重老年人，形成良好的社会风气，这才有利于老年人积极心理的形成。

（陈华）

老年人群退休后的心理角色转换

老年人晚年生活从老人离退休的那一天就正式开始了，离退休是老年人职业生涯的结束标志，他们的生活范围从单位退回到家庭，其实质是一种社会角色的转变，而家庭中的经济状况、人际关系的变迁、老年人的婚姻状况、社会环境等社会因素对于老年人的心理状态也会产生重要的影响。

老年期是人生的最后一个重要转折期，其中最突出的特点是离退休导致了老年人长期以来形成的主导活动和社会角色的转变，由此可能引发老年人的心理发生波动和变化。

老年人离退休后，离开了原有的工作岗位和社会生活，即从职业角色转入闲暇角色，这种角色的转换对老年人的生活和心理是一次很大的冲击。其一，工作是生活的主要收入来源，离退休首先意味着老年人经济收入的减少；其二，职业历程是人们获得满足感、充实感和成就感的重要形式，是实现自我价值的重要途径，而老年人正在丧失这种体验；其三，离退休还打破了老年人在工作时养成的特定生活方式和生活习惯，常使老年人茫然不知所措。例如，一位在退休前受人尊敬、前呼后拥的高层领导，突然变成了一个每天上街买菜、回家做饭、照顾儿孙的老大爷，这在心理上的确很难被接受。

老年人退休前，有自己的工作、人际关系和稳定的经济收入，子女在很多方面特别是经济方面依赖于父母，这使老年人在社会上有被认可、被尊重的荣誉感和成就感，在家庭中则有一家之主的权威感。退休后，工作带来的成就感消失，老年人的社会价值下降，从社会财富的创造者转变为社会财富的享受者；同时经济收入的骤减，使老年人从过去被子女依赖转向依赖于子女，在家庭中原有的主体角色和权威感也随之丧失，失落感、自卑感也由此产生。对于老年人来说，如果经济环境比较宽松，有足够的退休金养老，不仅基本的物质生活得以保障，而且老年人由于能够自立自给，对于子女和外界的经济依赖较轻，因此往往显得自信心十足，自尊心较强，无用感较弱；相反，如果经济方面比较拮据的话，老年人可能会为生计发愁，容易产生焦虑不安的情绪。特别是一些老年人百病缠身，又无钱治疗，处境就更为艰难了。这种情形老年人时常需要子女或亲友的接济，依赖性较强，这会使老年人深感自己无用，觉得自己是别人的累赘，会有强烈的自卑感。

离退休之后，老年人的生活范围退居到家庭之中，家庭成为老年人的主要活动场所和精神寄托。因此，家庭环境的好坏对老年人的心理将产生重要的影响。子女与老年人的分开居住不仅使老年人的日常生活难以得到子女时时无微不至的照顾和关心，对于老年人传统的家庭观念也有较大的冲击，更重要的是老年人期望的是热闹的家庭氛围，这种分开居住难免使老年人不时感到寂寞孤独，备尝思念儿孙之苦。如果家庭中人际关系和谐，气氛融洽，儿孙们能够对老年人表示出充分的尊重和孝顺，并给予无微不至的关心和照顾，老年人就能因此获得较大的心理满足。

（陈华）

老年人如何进行自我心理调适？

心理学家经过大量观察研究已经证实良好的情绪和精神状态对健康长寿有着非常重要的意义。愉快的情绪如快乐、舒畅、开朗、恬静、和悦、豪爽等，属于正常情绪或积极情绪，能给心理以适度的良性按摩，这类愉快的情绪有利于健康和长寿。不愉快的情绪可引起人体许多生理变化，主要有：情绪波动可使心跳加快、血压上升、红细胞增加、血黏度变浓。

学会控制情绪对于健康长寿是十分有利的，心理学家建议可以从下面几个方面着手：首先，和忧郁诀别，如果感到悲痛时设法恢复平静情绪，可到公园散心、听音乐、看电影或投身于家务之中，以冲淡不快情绪和悲伤心情；其次，清除情绪垃圾，把不快情绪向自己信任的亲友诉说，也可以自己向自己倾诉，不要让不愉快的情绪淤积在心里，要学会清除情绪的垃圾，减少心头压抑；再者，万事当前，"静"为先，要学会控制自己的情绪，理智地分析，保持冷静，决不要怒气冲天，大怒、大悲。

把快乐掌控在自己手中。老年人要培养达观的精神，要培养和寻找"愉快"的精神：即助人为乐、知足常乐、自得其乐、与众同乐、劳动中乐。此外，善良、爽朗、幽默、大肚，对他人的关心与尊重都是通往乐观的基本要素。老年人要保持思想开阔、情绪稳定、乐观温存、无忧无虑，这些就具备了通向长寿的条件。快乐的心情不会自己送上门来，而是需要自己去培养和寻找。愉快的心情特别是乐观情绪被誉为长寿的精神营养，因为人体中最有助于健康长寿的因子就是乐观情绪，它胜过一切灵丹妙药。乐观情绪可促使人体分泌一系列有益于健康的激素、酶和乙酰胆碱等活性物质，能调节血液量，兴奋神经细胞，使胃有规律地工作，促进唾液和胰岛素的分泌。乐观愉快的情绪能够协调大脑皮层、神经、体液、内分泌及心血管功能，保持整个身心的稳定平和，提高免疫功能，增强对疾病的抵抗力，延年益寿。

勇当"银发顽童"。我们在生活中可以见到不少充满活力的"老顽童"，他们虽已进入老年，银须白发，却仍童心未泯。他们诙谐幽默、乐观自在、嬉戏玩耍，喜欢和青年及幼儿打闹逗趣，广交朋友，悠哉乐哉，积极参与各项社会活动，保持青春活力，真是令年轻人都羡慕不已。欢乐的"老顽童"遍布国内外，他们是老年人中的佼佼者，享受着黄金般的年华。他们主动充实自己的生活，丰富生活的兴趣，积极地去寻找快乐的源泉，勇敢地到社会中去，到朋友中去，以自己独特的方式去生活，使自己青春永葆。

多与外界接触、联系。要积极主动地参加适合老年人的聚会，到公园里打拳、下棋、交同龄的退休朋友，多与他人交流，丰富自我日常生活，这样就会慢慢跳出孤独的圈子，不再是孤独的专利所有者。

老年人要知足常乐并自得其乐：自己去寻找乐趣，追求自我快乐是一种十分有益健康的保健方法。可以从自己的爱好和兴趣出发，如艺术欣赏、听音乐、跳舞、书法、旅游、写作等。参加各种业余活动不仅可以消除孤独感，而且可以提高情趣、活跃思想、养性怡情、锻炼身体、增长知识，使自己浸入乐而忘忧之中。

（陈华）

什么是老年认知功能障碍？

阿尔茨海默症（Alzheimer's disease，AD），又叫老年认知功能障碍，是一种中枢神经系统变性病，起病隐匿，病程呈慢性进行性，是老年期认知功能障碍最常见的一种类型。主要表现为渐进性记忆障碍、社会生活功能减退、人格改变及语言障碍等神经精神症状，严重影响社交、职业与生活功能。从目前研究来看，该病可能

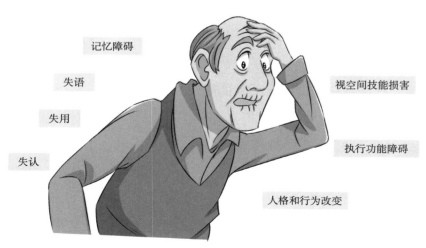

阿尔茨海默症症状

记忆障碍

失语

失用

失认

视空间技能损害

执行功能障碍

人格和行为改变

图 18

与家族史、女性、头部外伤史、低教育水平、甲状腺病、母育龄过高或过低、病毒感染等有关。

该病起病缓慢或隐匿，患者及家人常说不清何时起病。多见于65岁以上老年人，主要表现为认知功能下降、精神症状和行为障碍、日常生活能力的逐渐下降。根据认知能力和身体机能的恶化程度分成三个时期。

第一阶段（1~3 年）

轻度认知功能障碍期。表现为记忆减退，近事遗忘突出，判断能力下降，患者不能对事件进行分析、思考、判断，难以处理复杂的问题，工作或家务劳动漫不经心，不能独立进行购物、经济事务、社交困难等。尽管仍能做些已熟悉的日常工作，但对新的事物却表现出茫然难解，情感淡漠，偶尔激惹，常有出现时间定向障碍，对所处的场所和人物能做出定向，对所处地理位置定向困难，复杂结构的视空间能力差，言语词汇少，命名困难。

第二阶段（2~10 年）

中度认知功能障碍期。表现为远近记忆严重受损，简单结构的视空间能力下降，时间、地点定向障碍；在处理问题、辨别事物的相似点和差异点方面有严重损害；不能独立进行室外活动，在穿衣、个人卫生以及保持个人仪表方面需要帮助；计算不能；出现各种神经症状，可见失语、失用和失认；情感由淡漠变为急躁不安，常走动不停，可见尿失禁。

第三阶段（8~12 年）

为重度认知功能障碍期。患者已经完全依赖照护者，严重记忆力丧失，仅存片段的记忆；日常生活不能自理，大小便失禁，呈现缄默、肢体僵直，查体可见锥体束征阳性，有强握、摸索和吸吮等原始反射。最终昏迷，一般死于感染等并发症。

患者起病隐匿，早期不易被家人觉察，不清楚发病的确切日期，偶遇热性疾病、感染、手术、轻度头部外伤或服药患者，因出现异常精神错乱而引起注意，也有的患者可主诉头晕、难以表述的头痛、多变的躯体症状或自主神经症状等。

（陈华）

如何预防老年认知功能障碍？

老年认知功能障碍是老年人中危害甚大的疾病之一。随着人的寿命不断提高，患病率亦日渐增长，关于此病的预防对老年人来说是非常重要的。

一级预防：阿尔茨海默症迄今为止病因未明，有些危险因素在病因中已提到过的，有些是可以预防和干预的。如预防病毒感染，减少铝中毒，加强文化修养，减少头外伤等。

二级预防：因阿尔茨海默症确诊困难，故须加强早期诊断技术，早期进行治疗。一般认为阿尔茨海默症是衰老过程的加速。有专家认为对确定的和可能性大的阿尔茨海默症患者和无认知功能缺陷的老年人要每年做一次头颅 CT 检查，测量中部颞叶厚度。结果确定的和可能性大的阿尔茨海默症患者颞叶萎缩明显快于无认知缺损的老年人。因此对疑似有此病和确诊此病的老年人，定期做此方面的检查，并给予积极的治疗是非常必要的。

三级预防：虽然阿尔茨海默症患者的认知功能减退，但仍应尽量鼓励患者参与社会日常活动，包括脑力和体力活动。尤其是早期患者，尽可能多地活动可维持和保留其能力。如演奏乐器、跳舞、打牌、打字和绘画等，都会让患者的生活更有乐趣，并有可能延缓疾病的进程，既使严重的认知功能障碍患者也会对熟悉的社会生活和熟悉的音乐有相应的反应。

具体做法如下：

（1）要从心理、性格、饮食营养、空气质量等内外环境因素等方面加强预防。其中心理因素特别重要。要注意保持良好的心态，保证心理和精神状态的平衡。

（2）要多动脑，而且要主动用脑；勤动手，并在动手中用脑。注意调节情绪，陶冶情操，丰富文化生活，不断汲取精神营养。

（3）建立科学合理的生活方式，养成良好的生活习惯。

（4）注意锻炼身体并持之以恒，并要动静结合、劳逸结合，如琴棋书画、垂钓出游等。

（5）对于绝经后的女性，在围绝经期早期就要在妇科医生指导下进行雌激素＋孕酮替代治疗。雌激素＋孕酮替代治疗能保护内皮功能，比单独用雌激素的效果更好。

（6）男性从壮年开始，应在中医指导下应用适量的滋阴补肾的药物（食疗或药疗），以增加雄激素分泌。通过调节内分泌激素平衡，保护内皮功能。

（7）应用抗氧化剂，诸如银杏制剂，维生素 C、E，β–胡萝卜素，超氧化物歧化酶（SOD）等，借以对抗氧自由基的堆积。

（8）应用叶酸，维生素 B_6、B_{12} 等促进同型半胱氨酸代谢的药物。

（9）应用抗炎制剂，如阿司匹林、吲哚美辛等。

（10）摄食富含 L– 精氨酸、少含甲硫氨酸的食物，如各种坚果类、黑芝麻、黑豆、燕麦等。

以上措施，能够起到预防和延缓阿尔茨海默症发生和发展的作用，对于早、中期患者也可能有减轻症状的功效。

（陈华）

悲观情绪容易找上老年人

"年轻难，不叫难，老来难，难死人。老来难啥？一难没有暖和窝，二难有病没钱花，三难没有一个解闷的伴。这三样我都有了。"70岁的张大爷经常这样感叹。张大爷丧偶十年，有两儿两女，但没有自己的"窝"，轮流住在儿女家，帮儿女看孩子、做家务就是他的全部生活。三个月前张大爷查出糖尿病，这下他更发愁了，几乎每天都担心自己身体垮了，再也不能帮儿女们带孩子，只能白吃白喝还要人照料，成了儿女们的累赘。可是他一肚子郁闷也不敢跟儿女说，只能唉声叹气，暗自抹泪。

像张大爷一样，感到生活"难""受罪没盼头"的老年人不在少数。除了老年期可能遭遇丧亲、丧偶、空巢的孤独感，老年人还要面对社会角色剧变导致的心理落差，经济状况拮据、身体机能退化、慢性病痛的折磨，甚至死亡的恐惧，这些都非常容易让老年人被悲观情绪搅扰，甚至患上"心灵感冒"——抑郁症。

如果老年人近期遭遇丧失亲人和好友、严重身体疾病或重大手术治疗后，而恢复情况不理想，出现持续的睡眠障碍，没有明确原因的疼痛、乏力、体重下降，浑身不适，自信心下降，觉得自己干啥都不行，记忆力减退，反应迟钝，不能体验乐趣，不愿参加正常活动，甚至远离人群。这些表现都高度提示老人可能患有抑郁症，需要积极就诊治疗。

老年人如何摆脱悲观情绪，安度平和的晚年

1. 适当运动可以改善情绪

研究显示，所有的运动类型都有利于减轻心理压力，包括家务劳动。积极参加体育运动者每月心情欠佳的天数较无任何锻炼者少1.5 天，在抑郁症人群中，运动红利更明显，平均每月少 3.8 天。

对老年人来说，散步、广场舞是最普遍易行的运动方式。每周锻炼 3~5 次，每次 30~60 分钟，对心理健康最有益处。

2. 多参加集体活动，获得更多情感支持

老年人常进行的集体活动有下棋、打乒乓球、跳舞、结伴旅游等，在活动过程中不仅可以消耗大量体力，对改善夜间睡眠有一定作用，而且可以让老年人融入集体环境，找到群体归属感，获得感情支持，改善心情。

3. 保持好奇心，培养兴趣爱好

一个人具有广泛的兴趣爱好和良好的精神寄托，是远离悲观情绪的"救生圈"。永远保持好奇心和上进心，不断有新的追求，经常学习，不断获得新的信息，有利于消除心理压力，让身心更加愉快舒畅，人也更加年轻。

4. 不要怕麻烦别人，积极求助

当明显的悲观情绪已经持续一段时间，自己又无法摆脱的时候，一定不要怕麻烦家人和朋友，向他们倾诉自己的困扰，获得他们的情感支持，必要时帮助自己寻求专业的心理干预和治疗。老年抑郁症通过及时规范的治疗，通常都会获得较好的疗效。

5. WHO 的十项推荐

世界卫生组织发布的报告称，全球每年新增 1000 万阿尔茨海默

症患者，同时阿尔茨海默症的增长形势十分迅猛，平均患病人数每20年就会翻一番。从2015年的4700万人增加到2030年的7500万人，预计2050年将增加到1.31亿人。而根据中国目前阿尔茨海默症报告2022年显示全国阿尔茨海默症患者及其他认知功能障碍患病人数已达到1300多万，占全球总患者的25%，足见预防阿尔茨海默症的重要性。为了你和家人朋友的健康及生活质量，世界卫生组织（WHO）的十条预防阿尔茨海默症的建议值得每个人学习铭记。

1. 体育锻炼

成年人应及早地积极参加体育锻炼，降低认知功能下降的风险。并且，与抗阻训练相比，有氧训练的成本更低、对认知功能的保护作用更强。

2. 戒烟

应通过干预、宣传科普等措施帮助烟民们尽早戒烟。烟草的危害很多，会引起血管损害及认知功能下降，增加老年痴呆的风险。

3. 饮食

正常人和轻度认知障碍（MCI）的患者建议地中海饮食，保持营养均衡，可以降低认知功能下降和阿尔茨海默症的风险。

4. 限酒

应通过干预措施限制认知正常或轻度认知障碍的成年人饮酒，从而降低认知功能下降的风险。已有大量证据表明，酗酒与认知障碍风险增加有关。

5. 认知训练

认知正常或有轻度认知障碍的老年人应进行拼图、实际训练等认知训练，以降低认知衰退和阿尔茨海默症的风险。

6. 体重管理

超重和肥胖也是认知功能下降和阿尔茨海默症的风险因素。有证据表明：通过调整生活方式干预，减轻体重可改善患者的健康状况及认知表现。

7．高血压管理

根据目前的世界卫生组织指南，患高血压的成年人应通过服药等方式进行血压管理，以降低认知功能下降和患病的风险。

8．血糖、胆固醇管理

老年人患糖尿病、冠心病等疾病非常普遍，应采取药物和生活方式干预（饮食、锻炼）手段进行血糖、血脂管理及监测。

9．情绪监测尤其是抑郁管理

抑郁症可显著增加脑血管疾病的发病风险，应持续关注老年人的情绪状态并给予心理支持，若抑郁症状严重应及时采用抗抑郁药治疗甚至住院管理。

10．听力筛查

老年人听力损失常常对其生活质量影响巨大，少了听力对大脑的刺激可显著增加阿尔茨海默症的风险，应及时进行听力筛查和使用助听器，以便及时识别和管理听力损失。

（刘文娟）

No. 1656817

处方笺

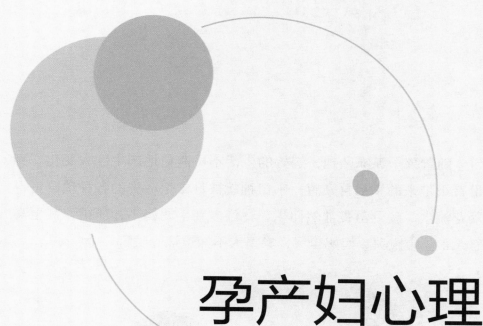

孕产妇心理

热点问题

医师：＿＿＿＿＿＿＿＿＿＿

临床名医的心血之作……

宝宝哭，妈妈也哭，是不是产后抑郁？

　　随着孩子呱呱坠地，妈妈的生活不可避免地产生巨大变化。身份晋级带来的幸福自豪感一不留神就被日常生活中的各种琐碎打得落花流水，疲惫沮丧油然而生，让许多新手妈妈不知所措，甚至喜怒无常。宝宝哭，妈妈也哭，家里人不知道该先哄哪一个？

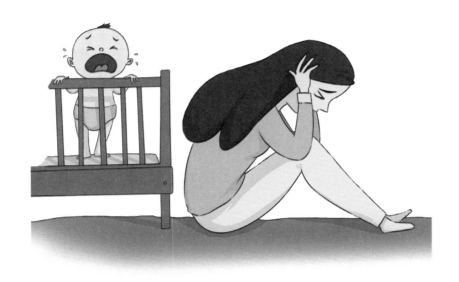

图 19

婴儿忧郁（Baby Blues）

照顾孩子会让新手妈妈们感到一种从未有过的压力。生完孩子后，激素水平的急剧变化也会影响妈妈们的情绪。宝宝可能随时醒来，随时要喝奶、换尿布，这些都会影响妈妈获得足够的睡眠。光是这一点就会让人烦躁。

可能一分钟前，你还在为自己胜任新妈妈的工作感到骄傲，突然间宝宝大哭大闹，无论如何也哄不好，最后妈妈也哭了，感到自己不能胜任这个任务……

其实你不是第一个处理这些情绪起伏的妈妈。多达80%的新手妈妈都会患上所谓的"婴儿忧郁（Baby Blues）"——这是由新生儿的各种变化引起的情绪短期低落。这种感觉持续一段时间就会恢复正常。通常在新生儿刚出生2~3天时就开始了，当宝宝1~2周大的时候，随着对新生活模式的适应，你可能感觉就没有那么糟糕，情绪慢慢转好。

如何处理婴儿忧郁

照顾好自己是减轻"婴儿忧郁"症状的最好方法。如果你有"婴儿忧郁"，有几种不同的方法可以照顾自己。

1. 和信任的人谈谈你的感受；

2. 保持均衡的饮食；

3. 把你所有的想法和感觉都记录下来；

4. 走出家门——享受新鲜的空气和生活，暂时远离尿布、喂食；

5. 寻求帮助——可以听听其他新手妈妈的经验，有时候仅仅几个不同的观点就能产生巨大的能量；

6. 接受不完美——给自己时间，适应你的新"工作"，适应日常饮食和睡眠。没有十全十美的宝宝，也没有无所不能的妈妈，不要期望在短短的几周内就能达到理想的状态；

7. 运动——非常推荐在天气晴朗，空气质量优良的条件下进行户外活动，如散散步，骑自行车等。室内的运动推荐新手妈妈们参加针对围产期设计的瑜伽、广播操、舞蹈等。

重要的是要记住，你并不孤单。在这段特殊的时间里，你不是一个人孤军奋战，你可以充分获得家人或专业的母乳喂养指导老师的支持和帮助，这些支持和帮助会让你的身体慢慢适应新的生活模式，你的状态渐渐也会好起来。

怎么知道自己是得了产后抑郁症还是婴儿忧郁呢

按照上述方法，如果你的情绪还是沉浸在悲观、自责、担心、恐惧之中，且症状持续超过两周，并有加重的迹象，甚至有些不好的念头或消极情绪，你可能患上了所谓的产后抑郁症。大约 10%~15% 的妈妈们会患有此病。如果你之前曾有过抑郁的发作，或者有家族遗传史，那么你患上产后抑郁的可能性会大一些。请在必要时前往专科医生那里寻求更多的帮助。

（陈华）

新手妈妈出现产后抑郁，家人该怎么办？

全世界约有 15% 的新手妈妈正在遭受产后抑郁的困扰，这是一个令人震惊的数字，其实有超过 50% 的新手妈妈在生完孩子之后的一段时间内会表现出焦虑、情绪低落、睡眠问题等，大多数新手妈妈在家人的帮助和照顾下在 1~2 周会逐渐适应新的角色，并没有遭受产后抑郁的侵袭，所以说家人的陪伴和照顾是改善抑郁的重要方式，那家里人究竟该怎么做才对呢？

第一关键人物：丈夫

新手爸爸的耐心、体贴是头等重要的大事

要耐心：很多新手妈妈在拼命催奶、熬夜喂奶的时候内心是痛苦不快乐的，非常辛苦，疲惫不堪的时候难免会发发脾气、吐吐槽、抱怨一下。这个时候需要爸爸耐心倾听抱怨，安慰并赞美妈妈的伟大，帮着做背部按摩，哄好老婆是头等大事。这时候千千万万不要摆事实、讲道理，对于神经紧绷、一直处于战斗状态的新手妈妈会在这时把这些道理看作是批评、指责，或许家庭的战火就此立刻爆发。

要体贴：还会有些爸爸为了回避家庭冲突，拼命加班赚奶粉钱，回到家觉得自己辛苦了一天看看手机、打打游戏理所当然。其实在家带孩子可能比上班还要辛苦，爸爸在一旁不闻不问只会让新手妈妈感到一肚子的委屈，顷刻开始怀疑人生——自己那么辛苦地生孩子究竟是为了什么。请爸爸们时刻牢记，孩子是需要爸爸妈妈两个人一起用爱来养育的，爸爸的体贴是一剂暖心丸。

要勤快：对于孩子的出生，爸爸除贡献了一个精子，貌似在孕育的过程中只能默默地看着妈妈的肚子慢慢长大。孩子出生后，爸爸可以为这个新家庭多做一些事情，多抱孩子、多和孩子沟通、观察孩子睡觉时候的动静、换尿布、冲奶粉、洗奶瓶、在妈妈哺乳后给孩子拍背等，这些小事都可以让妈妈有信心和你一起把孩子抚养长大。

第二关键人物：婆婆、妈妈

关于婆婆、妈妈的事情：有研究显示在亚洲文化中，新手妈妈如果和婆婆同住屋檐下，可能患抑郁症的比例会上升。试想一下，坐月子期间，如果新手妈妈和婆婆、妈妈这三个女人同在一个家里，为一点小事而意见不一，这个画面是不是很糟糕。所以建议无论产妇的妈妈还是婆婆照顾，都要对产妇格外迁就些，尤其在对育儿有不同意见产生分歧时，产妇不要压抑自己。

总体来说，产后的情绪化在家人朋友的陪伴、照顾、帮助下，会在几天后消失。如果这种感觉持续下去或变得更糟，可能患有产后抑郁症。

作为产后抑郁母亲的亲友，我们能做什么？

如果你的伴侣、朋友或亲戚患上了产后抑郁症，不要感到震惊或失望。这很常见，我们可以给予有效的帮助。

确保你了解什么是产后抑郁症。反复跟她强调产后抑郁不是她的错，她不是一个人在面对抑郁，还有大家共同的陪伴。

鼓励她谈论自己的感受，不带有批判性地去聆听。注意你使用的语言——这是一种疾病，不是某人可以"迅速摆脱""积极思考"治愈的。

尽你所能地帮助做些实际的事情，包括喂养和更换婴儿尿布，采买儿童用品，做饭或家务。主动帮新手妈妈分担一些家务，鼓励她有自己的时间，放松、休息，找回自己的兴趣爱好。

鼓励新手妈妈积极获取帮助和治疗。要让她知道，产后抑郁症是一种疾病，不是新手妈妈的错。借助有效的治疗方法，通常会好转。

寻求专业帮助

如果你的伴侣、亲戚或朋友有"不想活下去"或"想伤害自己"的想法，要认真对待，确保陪伴她紧急寻求帮助。

鼓励你的伴侣、亲戚和朋友得到她需要的帮助和治疗。如果你需要更多的信息，可以询问健康专家或心理专科医生。如果你对治疗有任何担忧，请多与医生讨论。

我们总结出几句要说和避免说的话，帮助给予新手妈妈情绪上的支持：

1. 关于理解

要说：我不一定能完全理解你的情况，我尽量努力。

避免说：我完全理解你的情况，你这就是没事找事。

2. 关于心情

要说：我知道在不开心的时候，很难让自己变得开心。

避免说：你总是这样，怎么就不能让自己开心一点？

3. 关于想法

要说：你无法辨别这些想法是不是真的，因为你被它们包围住了。

避免说：这些想法明明不是真的，你怎么总说个不停。

4. 关于痛苦

要说：也许外人不觉得，但你是真的很痛苦。

避免说：你看你生活这么幸福，老公宠你，父母帮你干活，孩子健康可爱，有什么好痛苦的？

5. 关于解释

要说：这是生孩子之后，自然会产生的一种情绪。

避免说：这是生孩子之后，一种有问题的情绪。

6. 关于药物

要说：我们试试看，吃药会不会让你好一点。

避免说：赶快吃药！只要吃药就不会这样了。

7. 关于陪伴

要说：难过的时候，我可以陪着你。

避免说：我都陪着你了，你怎么还这么难过？

8. 关于排序

要说：孩子是第二位的，最重要的是你自己。

避免说：孩子是第一位的，为了孩子你要快点好起来。

9. 关于接纳

要说：你可以难过下去，这是你的权利。

避免说：不要再难过下去了，快点振作起来。

（陈华）

怀孕期间遇到失眠情况怎么办?

在怀孕期间,大多数准妈妈都会遇到睡眠问题,尤其是在怀孕的前三个月和最后三个月。对许多孕妇来说,会因为各种各样的原因导致孕期失眠,包括:孕期的不适感,需要经常去卫生间,腿抽筋,对宝宝的到来感到兴奋或者焦虑。

不管什么原因造成的孕期失眠对你的宝宝是无害的。怀孕期间失眠是正常的,大约有 78% 的孕妇有过失眠症状。对于孕期失眠,不要绝望:你可以做一些事情来提高你的睡眠质量。

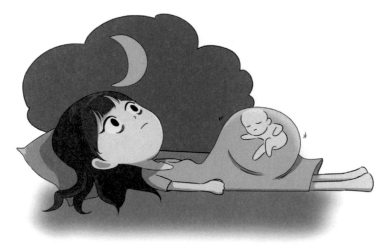

图 20

这些基本的入睡方法，可能对你有用

1. 尝试新的睡姿、创造好的睡眠环境

（1）选择腹部和腰部宽松的睡衣。如果你有胃灼热或呼吸困难的症状，试着将上半身抬高一点。在你的腹部和背部安放其他枕头，以获得额外的舒适和支持。或者尝试用充气床垫，有些准妈妈觉得这样很舒服。试试其他睡眠姿势，如果你习惯俯卧或仰卧，可能需要一些时间来适应侧卧位的睡眠姿势。

（2）睡前洗个热水澡或做个按摩，让身体放松；播放一些放松或自然的声音，可以帮助你昏昏欲睡。把你的房间布置成舒适的睡眠环境，并把这个睡眠环境调整到一个舒适的温度。

可以使用遮光窗帘。

（3）午睡时间尽量不要过长。

2. 孕期规律锻炼、运动

每天有规律地运动有助于睡眠，但不要在傍晚以后做激烈运动，尤其是在睡前两小时，否则会影响睡眠。

你可以尝试游泳、散步、慢跑、跳舞、瑜伽等任何适合你在怀孕期间的运动。运动会给你的机体注入不同的东西，运动时人体分泌的内啡肽让人情绪愉悦，另外减压的伸展运动，可以帮助你的身体感觉良好，这些都有助于睡眠。

3. 放松训练

渐进式肌肉放松训练，尝试冥想，腹式呼吸技巧：许多妈妈发现冥想和呼吸技巧能够帮助她们放松，改善在怀孕期间肌肉酸痛的症状。

4. 心理疏导和治疗

通过解释、指导等一般心理治疗的技术可以让患者正确地认识与了解有关睡眠的基本知识，可以减少不必要的预期性焦虑，改善入睡困难。也可以通过睡眠限制法、刺激控制法和放松训练等行为治疗并改善失眠。

5. 药物治疗

药物是治疗失眠的主要手段之一，药物通常作用快、疗效肯定。怀孕期间孕妇会特别担心药物的不良反应，如果上述非药物治疗的方法都无效可以尝试药物的使用。持续的失眠会导致焦虑、抑郁，所以应根据个人的具体特点，结合药物特点，选择母孕期相对安全的用药，最好到专业的医生那里咨询指导具体用药，不建议拿其他人的安眠药来尝试。

（陈华）

以前患过抑郁症，考虑怀孕时需要注意什么？

怀孕之前有过的心理健康问题会令每位准妈妈担忧，例如：以前的情绪问题会不会再上演一番？曾经服用的药物会不会对胎儿有影响？怀孕本身会不会增加身体不适的风险？事实上，如果得到正确的指导和帮助，抑郁的发作有可能被避免。多达五分之一的女性在怀孕期间，或在宝宝出生后，都会遇到心理健康问题，其中抑郁和焦虑在孕期最为常见（心理问题可能会发生在任何人身上，不仅仅是孕妇）。有时，怀孕本身引起的躯体反应会与抑郁症状混淆，令人担心：是不是抑郁又复发了？

例如：失眠和乏力在怀孕和抑郁状态中都很常见，容易混淆。如果曾经有抑郁发作病史的孕妈妈会想，自己是不是抑郁发作了。所以在准备怀孕时，需要加强孕期心理保健。

患过抑郁症，怀孕期间会不会复发？

1. 咨询你的医生

如果你担心怀孕期间的心理健康问题，你应该和医生谈谈。

产科医生　将自己的病史及服药情况告知产科医生，请他们提供意见和治疗建议。如果需要，他们可以帮你转接到心理医学专科医师处。

心理医生　你的心理医生可以和你讨论：怀孕期间和宝宝出生后，身体可能遇到哪些不适；药物的益处和潜在风险——从而帮你选择适合的治疗；怀孕期间和宝宝出生后，谁来照顾你以及他们需要哪些心理健康知识。

2.围产期心理健康服务中心

如果你患有双相情感障碍，或曾经有产后精神病发作的病史，患产后精神病的风险就比较高，应该在怀孕期间得到专业的照护。当你发现怀孕，就应该去围产期心理健康服务中心寻求支持和帮助。

理想情况下，让你的产科医生和精神科医生知道你准备怀孕了，并和他们讨论你正在服用的药物，他们会指导你在怀孕前如何保持健康的状态。如果是意外怀孕，也尽快让你的医生知道。

重要的是，每个照护你的成员都要知道你过去患有什么疾病，并评估产后抑郁复发的风险，以便计划和安排你所需要的照护和支持。

怀孕如何影响我的心理健康？

很多事情都会影响你的孕期感受。包括身体症状（如晨吐）、你得到（或没有得到）的支持，以及生活中的压力事件。

有时感到有压力或焦躁不安，这是正常的。孕妈妈可能对怀孕有复杂甚至负面的感觉；也可能会发现自己比别人更难应对怀孕所带来的变化和不确定性。

怀孕期间的心理健康问题有什么治疗方法？

1.心理治疗

谈话治疗可能会有帮助。对于一些症状比较轻的女性来说，心理治疗可以代替药物治疗。你可以尝试认知行为治疗（CBT），CBT可以帮助你打破固有的思维模式，通过思维、情感和行为的变化来改变恶性循环。CBT的目标是让你达到一个你可以"自己做"的点，并找出你自己解决这些问题的方法。CBT的技能会让你更容易控制焦虑、烦恼的情绪，当然，即使你"感觉好多了"，也可以继续练习 CBT 技能。有研究表明，CBT 可能比抗抑郁药更能预防抑郁症的复发。

2. 药物治疗

在每一个新手妈妈的个案中，权衡药物治疗的利弊都是很重要的。如果可能，应该在怀孕前与产科及精神科医生谈谈，决定怎样做对妈妈和宝宝是最好的。然而，会有许多意外怀孕（这意味着当你不得不作出药物治疗的决定时，发现已经怀孕），如果是那样的话，你应该尽快去看医生。除非你的医生告诉你，否则不要突然停药，这非常重要。突然停止治疗可能会使你病情复发，并产生令人不快的副作用。

女性在怀孕前、怀孕期间和怀孕后可能都需要服用药物来应对不同的生理和心理健康问题。怀孕期间是否继续、改变或停止服药的决定，既不明确也不容易抉择。有些药物在孕期的使用已经有多年的临床证据，大量研究显示可以安全使用；而另一些药物（如丙戊酸盐），已知会引起一些婴儿的健康问题，所以不应该在怀孕期间使用。

3. 自我调整

健康均衡的饮食。戒烟、减少酒精摄入量，如果可能的话，应该戒酒。

每周找点时间做你喜欢的事情，能够改善你的情绪或帮助你放松。

放松训练或正念冥想——无论是现场课程还是网络远程辅导。

运动（向助产士咨询怀孕期间的运动建议）。

规律的睡眠。

4. 积极寻求外界帮助

你的主要支持来源可能是你的伴侣、家人或朋友。

让你最亲近的人知道你的心理健康问题，这是很有必要的，与你的家人、精神科医生讨论你可能存在的担忧。

所以一定要照顾好自己，一定要学会求助！

（陈华）

处方笺

职场人士心理

热点问题

医师：＿＿＿＿＿＿＿＿＿＿＿

临床名医的心血之作……

其实他们也需要关怀
——关于职场工作人群的心理健康

　　随着社会变革的不断推进，现代化、工业化、都市化的进程迅速，由之带来了社会心理环境的剧烈改变，有心理学家研究发现一个地区的 GDP 增长大于 7%，该地区人群出现心理危机的概率就会成倍增长。

　　过度紧张的工作和学习会给人们身心健康带来危害，持续的过度紧张不仅容易导致高血压、消化性溃疡、结肠炎、糖尿病等疾病，也容易引发失眠、焦虑、抑郁……近年在对上海高教系统的高校知识分子健康调查中，发现困扰高校知识分子的主要健康问题是疲劳、焦虑、抑郁、睡眠问题，引发的健康问题，有 10%~20% 的人感到比较容易紧张和着急，头颈和背部疼痛，另有头晕等不适；20%~30% 的人感到容易疲乏和衰弱，并且感到有胃痛和消化不良的痛苦感觉；约有 30% 的人存在入睡困难和睡眠不足的问题。美国社会医学专家经过调查发现，许多中年男性常会出现消沉颓废，郁闷不乐等不良心理状态，这种心理状态被称为"灰色心理"，它不仅影响工作和生活，还会损害身体健康，所以职场工作人群也十分需要心理关怀。当然在别人还来不及关心自己的时候，职场工作人群先要学会关心自己。

关心自己要从每天的点点滴滴开始，在日常生活中学会自我调整最为重要。在生活工作中的每时每刻都会遇到这样或那样的问题，如何以良好的状态应对无论对自己还是对周围人际环境都有重要影响。

首先要调整生活节奏，注意劳逸结合。在日常生活中调整节奏，增加生活情趣也是很重要的。如调整生活模式、培养兴趣爱好，诸如琴棋书画、养鸟养鱼、写作、旅游、垂钓等。也可以根据自己的兴趣特长，适当"投资"，最好养成习惯，以减轻或消除压力感。丰富多彩的生活能驱散灰色情绪，还可增强生命的活力，令人生更有意义。不要因一些琐事而烦恼，做到大事清楚，小事糊涂。

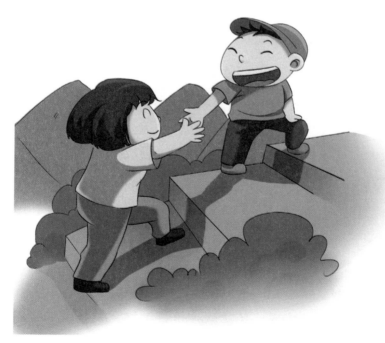

图21

其次适当增加运动及人际交流。运动不仅可以健身，同时也是健心的良方。体育锻炼可以强身健体，保持旺盛充沛的精力，还可以消解不良情绪，有效地消除心理疲劳，及时疏泄不良情绪。将忧愁烦恼强行积郁在胸显然是无任何益处的，故心情不好时，主动找你可以信赖的知心朋友、配偶或长辈，倾诉内心的痛苦，一"吐"为快，可以获得较多的支持、安慰和帮助。与不同年龄人交往可以帮助我们认识到生命总是由旺盛走向衰老，是人类不能抗拒的自然规律，养成豁达超然的个性，平静地接受人到中年生理上出现的种种变化，并适时调整自己的生活和工作节奏，主动地避免因生理变化而对心理造成的冲击。

最后，要懂得家庭生活的重要性。工作固然重要，但家庭生活是下班后的摇篮，更是退休后的港湾。夫妻双方培养共同的兴趣爱好，如音乐绘画、舞蹈曲艺、烹饪烘焙等，共同创造出生活的乐趣和甜蜜。

"如果没有时间休息，就一定会有时间生病"。适当的休息和健康体检是预防"亚健康"，保持正常工作节奏的关键。定期的体检就像常规的机器维护，是早期发现问题，调整改变的关键。当自我感觉周身乏力、肌肉酸痛、头昏眼花、思维迟钝，就不要再"硬熬"下去，及时到医院就诊；工作再忙也不宜熬夜，不宜过多饮用可乐、咖啡等兴奋性饮料。

遇到持续存在的睡眠问题和情绪问题时，应及时寻求心理及医疗援助。心理咨询被誉为"温柔的精神按摩"，通过心理医生的劝导、启发、安慰和教育，当事者的认知、情感、意志、态度、行为等可发生良性转化，增强信心。能使"山重水复疑无路"者，步入"柳暗花明又一村"的境界。药物治疗也是关键，包括抗抑郁药、镇静安眠药等，具体使用应遵从医生指导。如果遇有难以解脱的心理危机，不妨求助于心理咨询机构，也可直接向心理医生咨询，必要时可通过药物调节，但必须在医生的指导下用药。

总之保持乐观豁达和积极向上的心态、持之以恒的学习精神和求知欲，坚持适宜的体育锻炼，保证合理的膳食营养和良好的睡眠，积极参加各种有利于身心健康的体育活动和社交活动，充分发挥自己的专长，这样才能有效地促进"心理免疫"和身心健康。

（陈华）

克服"惰性"心态，积极面对人生

你有没有这样的体验：有时候觉得自己不够好，给自己定下过计划，坚持两日，当感到身心疲惫时，"倦怠"之心让我们身不由己地再次停顿下来。日复一日后，何时再起航、方向又在哪里成了新的问题。

如何能克服"惰性"心态，积极地去面对生活是每一个人在人生旅途中都需要思考的一个重要话题。

善于培养、保护、利用已有的学习兴趣

兴趣，能激发自己参加活动的积极性，促使你在活动中表现出更强大的意志品质。所以要增添生活和学习内容的趣味性、生动性，灵活设计活动和学习方式如游戏、比赛、表演、抢答、讲故事等形式，使学习和活动过程本身就能吸引你，这对自己善始善终地完成某件事情能起到促进作用。

确定具体的、可行的目标

目标是想要达到的境地或标准，它制约着行为的方向。只有具体的、可行的目标，才有可能促使你为实现这一目标而坚持不懈。

所谓具体的目标，是指该做什么、怎样去做，目的、要求必须一清二楚。所谓可行的目标，是指确定的目标要与你的年龄、经验、能力水平相适应，是经过自身的努力能够实现的，即目标不要定得太低或太高。当自己完成一个目标后，成功的喜悦会强化自己的进取精神，激起自己确定下一个目标的热忱，从而养成不断进取的习惯。

学会自我监督

对某项活动要持之以恒，要靠自己的自觉行为。因此，学会检查、监督自己是否朝既定目标努力是必要的。比如，与他人共同确定某种活动、某个目标后，每天检查自己完成的情况，写下具体的自我评价，表现良好给予鼓励，对做得不够好的发现问题所在、学会求助。有时候也可以画一张自我鉴定表格，让自己对计划完成进度、行为习惯、活动目标等情况进行打分，对自我监督进行检查。

克服惰性同样贵在坚持，每一种成功都和坚持是密不可分的。这说起来容易，做起来却很难，常常令人有些力不从心的感觉，所以找很多理由替自己开脱，放纵自己的惰性，于是又回到了原点。面对这种情况，只能告诉自己，如果长久坚持是件很难的事情，那就先坚持一天、两天；一个星期，两个星期；一个月，两个月……渐渐的当好的习惯养成后我们会坚持得更长久，此外我们还收获了好的性格和命运！

（陈华）

走出"围城"

　　围城——在城里的总觉得城外风光无限好，而城外的总想推开那城门，因为"不入园林，怎知春色如许"。城外的人想冲进去，城

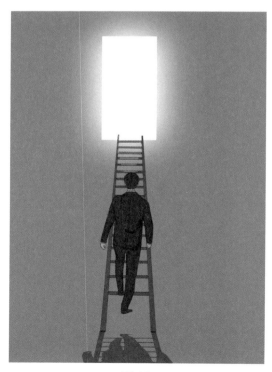

图22

里的人想逃出来。围城，很多人用来比喻婚姻与爱情，实际上，更多是一种人生的写照。心灵也有围城，是一种更深、更束缚人的围城，让我们在思维的牢笼里困扰、内耗，而要走出心理的"围城"，有以下方法。

首先，学会活在当下

眺望远方是人的本性，人总是不会满足于眼前的温饱健康，在城市里奔波时总怀念农家乐的情趣，在路途上没吃没喝的时候怀念"窝"的温馨，若反复陷入此中，山外青山楼外楼，几时休？所以学会发现生活中的小确幸，感受当下的生活乐趣以及来自周围邻里、同事的善意和温度。

其次，少攀比多坦诚

围城实际上是自己给自己扎的一道樊篱，是自己把现实生活和自以为理想的生活分割开的一道围墙。生活中的攀比就是给这道围墙添枝加叶，当自己对目前的生活状态不满意时，不免要眺望别处"张家的孩子出国了、李家又换大房子了"，正应了那句"人比人、气死人，人比人、活不成"的话。殊不知"家家有本难念的经""人生不如意之事十之八九，能与人语者不足二三"，其实你羡慕的其他的许多人也许也是"表面风光、内心彷徨"的。与其暗暗与他人较劲、攀比不如和周围的朋友、同事说说心里的二三事，或许敞开心扉后大家会觉得彼此的生活都差不多，不再是相互比较而更多的是相互之间的支持。

最后，坚持内心选择

走出自己内心的围城，即我们对生活的评判价值。明确自己期待的是怎样的生活，通过什么样的努力途径能够达到自己要求的状态，如果没有内心从容的自我把握，就很容易被外在的信息诱惑干扰，迷失方向而随波逐流、盲目奔波……

不忘初心，坚持自我的内心选择。当自我越强大、内心越从容，就越会舍弃那些外在的张扬的东西，沉淀下来去追寻自己坚持的梦想或理想。所谓的任凭风吹浪打，胜似闲庭信步就是这种坦然的状态。陶渊明当年回归田园，在乡村陶然而乐，后感叹"误落尘网中，一去三十年"，久在樊笼里的他当时也是冲出了仕途的"围城"，不为"五斗米"折腰，最后才复得返自然。

生活中有许多这样或那样的"围城"困扰着我们，可千万别忘了我们最初的梦想，我们身上"隐形的翅膀"可以带我们飞越这城墙，让梦想开花，给我们以希望。

（陈华）

心理减负——在担当社会责任中调整心态

"居庙堂之高则忧其民，处江湖之远则忧其君，是进亦忧、退亦忧"。这是范仲淹在《岳阳楼记》中忧国忧民之笔，这种担忧是以天下为己任的"先天下之忧而忧"，当然除了担忧外，他担当了匹夫的责任，励精图治造福于民。他这种担忧无可厚非，因为他不仅仅有担忧，还有担当。然而我们在心理咨询门诊遇到的患者往往是杞人忧天的担忧，在他人的疏导下，仔细想想也不觉得有什么可担忧的，但不知不觉中又突然感到心神不宁、忧心忡忡，心理负担很重的样子。

在感到心理负担重的时候，先要区分这种负担是来自外界的还是自己给自己不断加码造成的，当然这两者之间也互为因果，所以要给自己减负，要学会取舍，"舍得"是指有舍才有得。

首先，学会拒绝，寻求支持。来自外界的心理负担，如工作压力大，在繁华忙碌的都市里，快节奏的生活常常使人抱怨"累死了，累死了，再也负荷不了了，要崩溃了"。如果是工作强度上的问题，可以和自己的上司沟通，对过多的工作任务说"不"，学会拒绝的艺术；如果是人际支持方面的问题，那不妨在大家都抱怨的时候，彼此之间安慰一把，鼓舞一下。其实宣泄也是一种心灵减负的过程，发现大家有着相似的问题，又学会了各自的解决办法，也感受到自己被关注、理解和支持，不知不觉间心理负担就减轻了许多。

其次，重新设定目标。另外一种负担是期望值与现实的差距太大，理想和现实之间不断较量的心理压力，这种情况往往是一个人默默地承受过于沉重的负担，又不愿表达出来，在自己的内心里不断挣扎"to be or not to be？"的问题，左右为难、无法作决定，"鱼，我所欲也；熊掌，亦我所欲也"，在选择中不断地苦思冥想造成沉重的心理负担。当出现这种情况，就要对自己的目标有个重新设定。做自己现在能做的事，千里之行是始于足下的，能认识到这个问题，那么也就如释重负了。

其三，先做后想，多做少想。还有一种心理负担就是杞人忧天似的无端地猜测担忧，而没有任何实际行动去验证自己的担忧，如果出现了这种情况，那可能与自幼成长过程中经历了过多不确定和挫折相关。这时处理的办法就是"心动不如行动"，用实践来检验这种担忧是没有必要的，发现"与其担忧没水喝不如找桶挑水喝"的意义，如果是这样的担忧接二连三地出现，那可能需要心理医生的帮助，同时更需要得到家人朋友的支持和认可，找到让自己有依傍的安全感。

最后，无论是什么原因造成的心理负担，每个人首先自己要有恰如其分的自我期望，既不"好高骛远"也不"妄自菲薄"，要脚踏实地并怀揣理想；在生活上也要注意劳逸结合，学会忙里偷闲，定期放松身心，使精神体力得到及时恢复。

另外，还需要有稳定的感情生活。人与人之间的相互关爱，对个人的心理健康是非常重要的。当遇到严重冲突、挫折或精神压力时，要学会向周围求助，必要时不要忘记可以求助于心理医生等，积极寻求专业的支持帮助。

（陈华）

处方笺

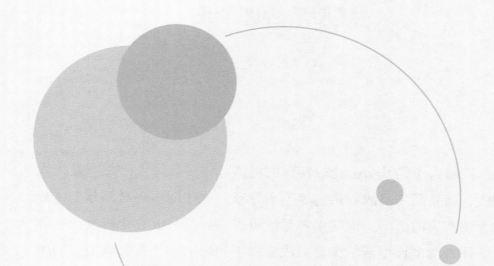

残障人士心理

热点问题

医师：＿＿＿＿＿＿＿＿＿＿＿

临床名医的心血之作……

残疾后心理创伤

残障人士是社会上比较特殊的群体。许多残障人士并不是先天残疾，而是后天事故、疾病等不幸导致。这些创伤会对部分个体造成无法磨灭的影响，即使损害后续可以得到部分或完全修复，也会对个体日常工作生活、康复造成诸多不利影响，严重影响他们的生活质量。

遭遇到严重创伤后，很多残障人士会陷入茫然无措的状态。对周遭发生的事情反应迟钝，如漫无目的地乱走，看似清醒实则整个人陷入一种自我封闭的状态。这种状态也可以称为情绪休克。

不仅如此，部分残障人士会在今后生活中反复出现遭受创伤时的场景，夜间会出现与创伤有关的梦魇，甚至出现"闪回"。与此同时伴有强烈的自主神经反应，如紧张、恐惧、出冷汗、心慌、胸闷等。这些症状可由某些场景触发或毫无缘由地自行出现。

由于创伤场景会引起残障人士的痛苦回忆，因此部分人会存在回避行为。一般来讲，回避的多为创伤发生的场景，但是这种回避可能会扩大化。比如因车祸受伤的人，不仅仅回避乘车，甚至听到汽车鸣笛或者巨响都会引起痛苦的记忆。这种回避行为对残障人士正常的工作生活造成严重影响。

这种心理创伤以及残疾带来的功能丧失，长期来看会导致残障人士对自我以及世界的认知能力下降。我们日常生活中经常看到，意外导致的残疾会改变一个人的性格，如原本一个开朗外向的人变得内向，甚至终日以泪洗面。这些负面情绪与认知常表现为抑郁、兴趣减退、人际交流萎缩、动力不足，甚至是自暴自弃、自残自伤，对世界抱有敌意，充满攻击性。

对于遭受到不幸的残障人士面临的心理问题，我们需要综合处理：

不断完善社会各项支持政策，给他们一个适宜的生活环境。

尽可能提供康复治疗，恢复他们的社会功能，让他们感受到自己被需要，可以融入正常社会。

评估自杀、自伤以及暴力风险，及时消除不安全因素。

提供心理治疗服务，选择何种心理治疗方式要结合患者意愿、症状以及治疗师的专业技术进行综合考虑。

如果症状严重，难以开始心理治疗，可以先给予药物改善症状，之后再联合心理治疗。

当然，重要的是树立起残障人士的信心，以及积极面对和重新适应未来生活的态度。不仅是树立"身残志坚"的榜样，更重要的是如何从日常生活的点滴中一步一步摸索，积累新的生活、学习和工作的技能。

积跬步以至千里，让我们帮助他们一步步走向积极的生活。

（李海滨）

残障带来的病耻感

残障人士所面临的心理问题与常人不同，除了常见的焦虑、抑郁，还有身体损害与功能丧失带来的其他问题。

首先，身体及功能丧失限制了他们的一些行为能力，使他们相较其他人处于"弱者"地位。残障人士在激烈的社会竞争中多处于不利地位，往往事倍功半，会导致严重的挫败感。

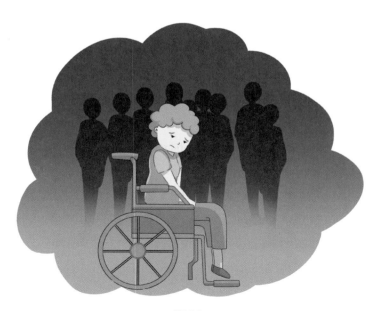

图23

其次，社会在许多方面仍存在着歧视。残障人士在身体及功能上显得"与众不同"，容易承受更多有意或无意的目光，甚至遭受他人嘲讽。为了避免这些压力，有些人会回避外出、减少社交，这也进一步限制了他们回归正常生活。

与之相对应的是过度帮助，这仍是将他们放置于弱者地位，潜意识里认为他们"不行"。在他们可以凭借自身努力获得成功时予以阻止，剥夺了他们享受成功的权利，也是一种不平等地位的体现。

同时，残障人士更难获得工作机会。究其原因包含他们自身身体受限以及雇主存在的偏见和害怕承担额外的风险等。即使能获得工作，但是工作上缺乏相应支持会阻碍他们发挥自己的能力。这种工作上的不利局面，恶化了残障人士的经济地位，从而伤害他们的自尊，加剧了他们的自卑、抑郁等情绪，强化了他们对自身的负面认知。

其实，我们的语言中也存在着对残障人士的伤害。日常用语中，我们会用类似"瞎""聋"等词汇去指责别人，赋予这些词汇负面含义，这对健全人来讲可能并无太大伤害，但是对于有相应缺陷的人士，即使并不是针对他，他也会感觉受到伤害。身体及功能的丧失会增加他们对此的敏感性。

这些因素共同作用，形成了病耻感（stigma）。顾名思义，病耻感是对疾病感到羞耻。社会学家欧文·戈夫曼（Erving Goffman）首先提出病耻感这一概念，指对个体或群体的明显身体或行为特性，产生的一种错误且负面的社会态度。社会学家林克认为病耻感是标签化、刻板印象、隔离、地位丧失与歧视的集合。当这种社会上的污名化持续存在，会逐渐使他们将这种病耻感内在化，一旦病耻感的自我认知实现，将极大阻碍他们自身的主观能动性，造成他们的焦虑、抑郁、自卑、自我退缩与封闭。

如何减少这种病耻感？恢复他们的自信心呢？

加强对残障的宣传认识，纠正偏见与误区，营造更加宽容的氛围，完善相关便利设施。

周边人及主要照料者不仅要注意避免无意间的歧视，还要避免过度保护，充分信任残障人士，并对他们取得的成绩予以相应肯定与鼓励。

科学合理设立目标，实现一个个力所能及的小目标有助于提升自信。

鼓励残障人士就业，主动融入社会，消除与"正常人"的差距，有助于提升幸福感。

鼓励参与康复训练，恢复机体功能提升能力上限，从客观上保证残障人士的生活工作能力。

关注残障人士的情绪变化，适时寻求专科医生介入，及时改善心理状态。

（李海滨）

认识精神残疾

提起残障人士，我们往往想起盲人、聋人等躯体残疾，但除此之外还有一类残障人士需要我们的关注，那就是精神疾病所致的残疾。精神残疾是指精神疾病患者病情持续一年以上未痊愈，从而影响其社交能力和在家庭、社会应尽职能上出现不同程度的紊乱和障碍。精神残疾不仅包括我们所熟知的精神发育迟滞、精神分裂症等，其实严重的抑郁症、焦虑症也能导致人们丧失社会功能，造成精神残疾。

精神残疾既有先天因素，如精神发育迟滞、孤独谱系障碍等等，也有后天精神疾病所导致，如精神分裂症、抑郁症、焦虑症等。很多精神疾病都会导致精神残疾，他们往往具有如下特征：

（1）感觉异常：常见幻觉是听幻觉，患者会觉得有人在自己耳边说话。说话的人可能是认识的，也可能是不认识的，内容可以是中性的议论，也可以是辱骂患者，甚至是命令性的。有些患者甚至会和这些幻觉对话，独自发笑，甚至会在命令性幻觉下做出危险行为。此类情况常见于精神分裂症、痴呆等。

（2）思维异常：往往体现在思维内容缺乏逻辑，难以理解。比如觉得有人要害他，要偷家里东西，感觉到实时被人监控等。显而易见，这些想法与现实并不符合，但患者本人却对此深信不疑，通常无法通过讲道理解决。这类情况常见于精神分裂症、痴呆、抑郁症等。

（3）认知功能障碍：包括记忆力下降，注意力不集中，运算、判断、理解等能力下降。比如不会用钥匙开门、忘记回家的路、无法辨别危险等。智能障碍还可区分为两种情形，一种是发育生长期智能发展落后于同龄人，智力水平偏低，比如精神发育迟滞；一种是智能发展正常，曾达到正常人水平，但是后天逐渐衰退，比如阿尔茨海默症等。

（4）情感反应异常：为大众所熟知的有焦虑、抑郁、兴奋等。除此之外，我们还应注意患者是否存在淡漠，这是指患者本人对外界的变化缺乏反应，表现得对外界不感兴趣，漠不关心。

（5）行为紊乱：精神残疾患者的行为往往不可预知。部分患者表现为对什么都不感兴趣、什么都不想做，行为退缩、生活懒散；还有些患者则表现为行为冲动，大喊大叫，甚至存在攻击、自杀等行为，他们多与周围环境格格不入而且劝说很难奏效。

从上述表现不难看出，精神残疾与其他肢体残疾的不同在于精神活动的异常，而躯体可能是健全的。这导致患者的行为难以控制、预测，不仅仅要花时间照顾，还要防范他们不可知的行为造成的损害。这导致照料者除了照顾他们日常生活，还要花费更多的精力去防范危险的发生。因此优化对精神残疾人群的管理，不仅有利于患者，也能极大减轻照料者的负担。

照料患者日常生活，保障他们需求。确保患者安全，防止自我伤害以及伤害他人。精神残疾与其他残疾显著不同的一点是很多人缺乏自知力，对行为的后果缺乏认知，导致存在安全风险。

对于有精神行为异常的症状，病情严重的患者须予以药物治疗。支持患者参与康复治疗活动，康复治疗有助于患者提升自己日常生活的能力，改善患者人际关系。

对有工作能力的患者，鼓励他们积极参与工作。工作能给予患者经济保证，给予患者自食其力的信心，并提供社会支持。

在上海和国内部分地区的社区，设立了一些诸如日间康复训练的机构，如照顾精神发育迟滞患者的"阳光之家"，以及照顾慢性精神疾病患者的"阳光心园"等。在帮助此类人群康复中起到了很好的效果，希望有更多的机构和公益组织加入到帮助精神残疾人群的工作中来。

（李海滨）

处方笺

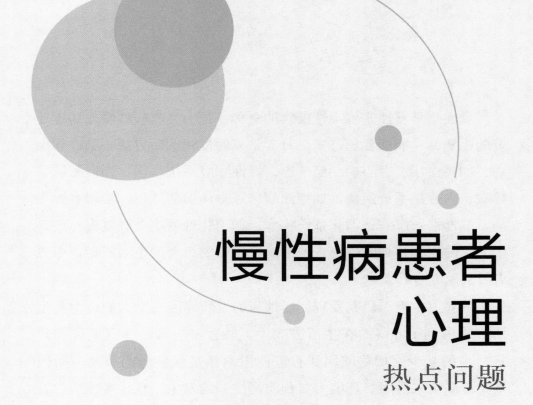

慢性病患者
心理
热点问题

医师：＿＿＿＿＿＿＿＿＿＿

临床名医的心血之作……

慢性病与心理健康

慢性病是慢性非传染性疾病的总称，是一类起病缓慢或病程迁延的疾病，一般病程超过三个月。常见的慢性疾病包括心脑血管疾病，如高血压、冠心病、脑卒中；慢性呼吸系统疾病，如慢阻肺、哮喘；内分泌系统疾病，如糖尿病、腺垂体功能减退；泌尿系统疾病，如慢性肾脏病；消化系统疾病，如消化性溃疡、肝衰竭；还有痴呆、肿瘤与精神障碍等。慢性病严重影响患者的生活质量，令患者及其家庭身心俱疲。

世界卫生组织研究发现，慢性病的发病原因中个人的行为与生活方式占到了60%。在生活方式中，膳食不合理、体育锻炼和日常活动的减少、烟草使用和有害使用酒精是慢性病的重要危险因素。提高个人健康管理能力对预防慢性病的发生、延缓慢性病的发展至关重要。以运动为例，专家鼓励每周进行三次以上，且平均每次半小时的中等强度运动。锻炼的方式以有氧运动为主，包括快走、慢跑、游泳等等。日常生活中应尽量多走动，达到每天6000~10000步。

我国成年人抑郁障碍的终身患病率为6.8%，焦虑障碍的终身患病率为7.57%，在慢性病患者中焦虑抑郁的患病率更高。慢性病本身还可以直接引起心理问题，比如脑血管疾病可以直接引起神经损伤，心血管疾病能够引起脑缺氧，造成掌管情绪的脑区功能或结构异常，甲状腺功能异常可以造成心境障碍等。另一方面，慢性病作为一种负性生活事件会给患者带来持久的心理负担，比如糖尿病患者的情绪会因为血糖没控制好而起伏；冠心病患者会因为怕出现心慌、胸闷症状，而回避任何可能会激发症状的场景，这会让患者变得非常焦虑；肾衰透析患者可能长期居家，社会角色的转变使得产生社会孤立感。此外，患者担心疾病恶化、复发和对死亡的恐惧，以及药物的不良反应都会对患者的心理产生持久的冲击。严重的情绪问题也会使患者对治疗失去信心，降低治疗依从性，进一步降低生存质量。

下文将通过四个故事，带领大家一同关注慢性病患者及其家属的心理健康。

（王渊）

病得"突然"的陈先生

　　陈先生,53 岁, 有三十多年的吸烟史, 平时常常熬夜"斗地主"。一个月前他觉得胸闷、气急, 冠脉 CT 造影显示心脏上有一支重要的血管阻塞超过了 50%。医生建议陈先生住院, 他犹豫再三, 想不通自己那么年轻怎么会生这个病。他打算到三甲医院找专家再看一次, 但专家的号要一周后才能约上。在等待的这几天中, 陈先生如坐针毡, 白天时常觉得自己心慌、胸闷加重, 气透不过来, 半夜里发作更为频繁。他很担心自己的决定会延误病情, 造成自己心肌梗死, 每次发作都要去急诊检查, 几乎每次在去急诊的路上这些症状就自己消失了, 后来做了全套检查也都排除了心肌梗死。

　　焦虑是冠心病最常见的情绪问题之一。有时这种焦虑是由冠心病造成的缺氧直接导致的; 而有时则像陈先生一样, 焦虑很大程度上是由心理应激引起的。在冠心病合并焦虑的患者中, 抗焦虑治疗和针对心脏的治疗同样重要。因为过度地焦虑会使机体产生一种物质, 这种物质会破坏心脏上的重要血管, 进一步加重血管的堵塞。20 世纪就有学者总结了几种性格特征, 把好胜心强、容易激动、缺乏耐心的这类行为方式称之为 A 型行为, 多项研究发现具有 A 型行为的人更容易患冠心病。我们可以利用药物来控制焦虑, 同时患者需要改变生活方式，应尽量避免熬夜、吸烟、酗酒、情绪激动，配合做些放松训练，往往就能获得更好的治疗效果。

对于陈先生，这个冠心病来得太突然了，他显然没有心理准备。尽管如此，陈先生仍然不得不接受已经得病的事实，面对突如其来的疾病，建议陈先生不要纠结于为什么会发生或者自己做错了什么才会生病，没有人能够改变过去，既不要责备自己也不要责备他人，不然整个人都会被恐慌、懊恼、愤怒、怨恨所笼罩。当生病已成为既定事实，就应着眼于如何治疗疾病上，将所有的懊恼、悔恨转化为更加配合治疗、努力生活的动力，这样才能将疾病的不良影响降到最低。

慢性病往往病程迁延，患者及家属需要长期面对疾病波动带来的情绪波动。面对类似的情况，不同家庭给出的反应并不相同。有的家庭抗压能力较强，而有的家庭则会无限放大眼前的危机。不同的心态、认知及应对方式决定着每个家庭的生活质量，患者及家属的心理韧性也影响着未来的生活质量。

（王渊）

173

死里逃生后抑郁的小刘

　　小刘是个 20 岁的大学生，同时他也是一名资深的糖友。医生说这病是遗传的，面对日复一日地测血糖、注射胰岛素，小刘显得很无奈。同学们的聚餐也常令小刘感到尴尬，在同学们大快朵颐的时候，小刘需要严格控制饮食，同时还要提前注射好胰岛素。上个月小刘突然恶心呕吐，不到半天时间，小刘就出现了意识模糊，室友们赶紧打了 120，血糖值竟超过了末梢血糖仪的测量上限，到了

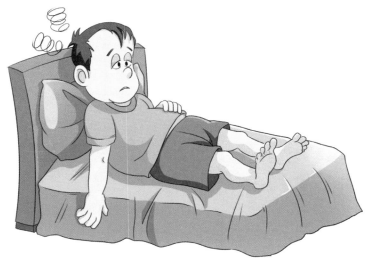

图 24

抢救室后查出小刘这次昏迷的元凶是与糖尿病相关的酮症酸中毒。死里逃生后，小刘陷入了抑郁，他严格控制饮食，天天打胰岛素，血糖还是飙升，这个病对生活的影响太大了，很多想做的事都不能做。小刘变得郁郁寡欢，周末整天躺在床上，有时候连课也不去上，他开始思考这样的人生究竟还有什么意义，这样的生活还要不要继续。

据统计，约有 30% 的糖尿病患者存在抑郁情绪，抑郁可以出现在糖尿病发展的各个阶段。糖尿病是一种需要严格自律，依赖患者调整生活习惯的疾病，而抑郁往往会令患者情绪低落，什么都不想做，觉得做什么都没意义，这会很大程度降低患者的自我健康管理水平。与此同时，糖尿病相关并发症的发生率就会大大升高，这反过来又会加重患者的抑郁情绪。此外，心理应激也会刺激机体血糖升高，增加患者管理血糖的难度。对于小刘而言，这次血糖虽然暂时控制好了，但还得对他的抑郁情绪进行干预。

首先，小刘能做的就是不要成天躺在床上，在身体条件允许的情况下进行适度活动。有氧运动，如快走、慢跑、骑车等能够帮助小刘提高对胰岛素的敏感性，改善代谢水平，有益于血糖控制。另一方面，运动能够激发身体释放多巴胺、内啡肽这些"快乐能量"，这就是为什么很多人会对运动"上瘾"的原因。我们都有过这样的体验，心情不好的时候会在家躺上一天，不吃饭、不说话，光是发呆，然后一天下来越躺越累，还会很自责，觉得自己又浪费了一天时间；而心情好的时候我们会画画、唱歌，去健身、去找朋友聊天。然后，画画、唱歌、健身、聊天之后我们的心情会更好。所以不要等到心情好了再行动，每天要完成一些小任务，尽可能做些自己感兴趣的事，逐步用积极的行为取代消极的行为，这个方法叫作行为激活，可以帮助小刘获得更好的情绪体验。

情绪不好就像身体感冒一样，轻度的感冒只要喝水休息就能痊愈，如果是严重的感冒，甚至高热不退就要用药了。在抑郁症的治疗中也是一样，严重的情绪问题单纯通过我们自己调整是有难度的，这时候就需要药物治疗。抑郁的发生和大脑中神经递质，如多巴胺、去甲肾上腺素、5-羟色胺的分泌异常密切相关，常用的抗抑郁药物正是通过调整这几类神经递质发挥疗效。患者及家属需要了解常见心理疾病的症状，当情绪问题逐渐严重，患者无法自行调整，逐渐变得不再有动力继续照顾自己时，请及时求助于临床医生，必要时接受抗抑郁药物治疗。

（王渊）

被透析机禁锢在家的老张

　　老张刚退休就查出了尿毒症，现在已经透析两年了。原来和妻子计划好的旅行也无法成行，妻子为此没有少责怪他。现在妻子还在上班，老张每天守着空荡荡的屋子，感慨日子真是难熬。他一直想让妻子提早退休陪陪自己，但又觉得这么做很自私，怕拖累她。两年间医生发出了好几次病危通知，老张对于死亡是又害怕又盼望，他说自己已经被这个世界抛弃了，虽然身体还活着，却已成了行尸走肉，平时聚会也去不了，朋友们都渐行渐远，老张感到被腹透机囚禁在了这个房子里。

　　据统计，每四名慢性肾脏病患者中就有一名会遭受抑郁的侵蚀，与其他慢性病患者相比这个概率高出了近三倍，在尿毒症需要透析患者中有抑郁症状比例更高。尿毒症患者出现抑郁的原因是多方面的，如体内毒素蓄积、水电解质紊乱带来诸多身体上的不适感，肾脏对掌管情绪的物质出现代谢异常等都可能会引发抑郁情绪。生活方式改变、人际关系疏离、经济压力、病情的波动都会给患者带来精神压力。治疗可以透析身体的毒素，却无法修复心灵的伤痕。抑郁会让透析患者失去坚持治疗的信心和动力，不再坚持用药或透析治疗，有研究显示抑郁症还会增加腹透相关腹膜炎的发生风险。因此，对于尿毒症患者而言，治疗肾脏病的同时必须注意情绪健康。患者和家属可以从以下几个方面着手调整情绪。

增加陪伴

老张需要的不仅是药物和透析治疗，他还需要家人的陪伴和支持。家人对于治疗的态度、家庭经济状况、家人对疾病的认知等因素都会影响到患者的生活质量。患者家属应尽可能陪伴患者，共同制定休闲计划，减少患者的被抛弃感。而老张也应主动多与同事、朋友、邻居交往，即便需要提前离开或临时调整时间，也应尽可能参加。体力允许的情况下，还可以养个小宠物，它将会是很好的爱的陪伴，患者也多了一份责任和牵挂。此外，患者家属也要照顾好自己的情绪，有的家属长期照顾患者确实非常辛苦，免不了会向患者发脾气、抱怨，但这些负面情绪的发泄并不利于患者疾病的康复，有时还会令家庭氛围更加紧张，加重患者的抑郁情绪，反而增加照护难度。

增加掌控感

在家里做透析的患者常常会担心突发状况的产生，尤其是当他独自在家的时候。患者需要提前了解透析的原理，掌握突发状况的识别和处理，比如突然停电了怎么办、感染了怎么办。俗话说：有备无患，增加对突发状况的掌控感，将不可控变为可控能够帮助患者减少焦虑、无助。

家属应允许患者在日常生活中承担一定的家务，不要因为他生了病就什么都不让他做，只让他休息养病。治疗尿毒症是一个长期而煎熬的过程，如果生活中只有透析那该是多么绝望啊。患者需要通过参与家庭事务来体现自我价值并获得掌控感，同时也能减少患者对家人的愧疚感。分担家庭事务、帮助他人是患者正确看待自己状况的一个重要途径，除了患者的角色外，老张同时还是丈夫，是父亲，是儿子，是朋友……通过承担一定的家庭、社会责任能够让患者重拾价值感，意识到自己不仅仅是一个患者，除了治疗之外，还有很多其他的事需要去做。

活在当下

当我们感觉到痛苦难过的时候，我们通常会懊悔过去或者担忧未来，注意力通常不会聚焦在当下。心理学上认为当我们把所有的注意力聚焦在此时此地时，那些集中在未来和过去的注意力就会减少。相应地，那些来自对过去或未来的懊恼、担忧也会减少。与其始终沉浸在对死亡的恐惧中，不如活在当下，听音乐、看小说、养花养草。尽可能将注意力聚焦到当下正在做的事上，如果正在浇花，那就尽情去感受这朵花，用眼睛去赏花的颜色、用鼻子去嗅花的香味、用手指轻触花瓣的柔软、用耳朵聆听花朵旁蜜蜂飞舞的嗡嗡声。尝试全情投入地做一件令自己愉悦的事，享受这来之不易用痛苦的治疗延续来的生命。

（王渊）

谨小慎微的小孙奶奶

小孙今年 15 岁，爸爸在他很小的时候就过世了，平时由奶奶抚养。小孙酷爱打篮球，长得人高马大。一个月前小孙开始断断续续咳嗽，奶奶听邻居说这就是"哮喘"，不让吃这个不让喝那个，甚至不准他参加任何运动，家里常开空气净化器。有次奶奶看到小孙和同学们在校门口吃辣条，边吃边打闹，她急得气都快透不过来了，瘫倒在地，这可把小孙和同学吓坏了。事后奶奶专程跑到学校警告

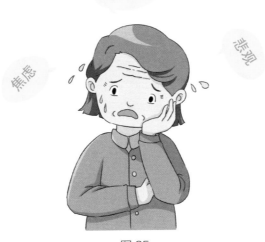

图 25

180

小孙的同学们千万别带她的孙子"乱跑乱吃"，如果出事了要他们"承担责任"；还常跟小孙说"你不当心点的话就会发哮喘，会送命的"。久而久之，同学们都不爱跟小孙说话了，奶奶知道之后开始反思自己的做法。小孙奶奶说，"我实在太紧张了，有时我也不想担心，但是就是控制不住"。这是多么焦虑的奶奶呀。

小孙是否真的患有"哮喘"需要打个问号。即便小孙患有哮喘，奶奶的处理方式是否恰当？患有慢性病的孩子常常需要调整生活习惯，有的要避免剧烈运动、有的饮食要忌口，但这些禁忌都是相对的，小孙奶奶的做法着实有些因噎废食。有的孩子需要特殊照顾，比如不能上体育课，上课要经常请假去医院复诊等。部分家长对生病请假很有顾虑，担心会被老师区别对待，于是找其他理由反复请假，这样反而会让老师困惑不满。生病并不是孩子的错，也并不可耻，不需要过度遮掩，在上述这种情况下老师是需要知情的，而其他人需不需要知情则需要再斟酌一下，要考虑到暴露病情是否给孩子带来积极的影响。

在家里我们可以尝试以放松的态度和孩子玩玩角色扮演，比如聚餐时同学们要一起去吃孩子忌口的食物该怎么办，同学们问孩子上课请假去哪里了该怎么办。面对问题可以给出不同的策略，和孩子共同分析每种策略可能带来的不同效果，倾听孩子的想法，引导孩子具体问题具体分析。

对于一些邻居、朋友、远亲，则没有必要把孩子的病情昭告天下，如果有人问起的话可以说孩子最近容易咳嗽、过敏等等，既不算欺骗，也不过度暴露孩子的隐私。

小孙奶奶太焦虑了，她的做法虽然都是出于好心，但可能会在一定程度上对孩子的生活、社交产生不利的影响。如果家长感到很难调整自己的情绪时，不妨请心理医生帮忙支支招。以下这些简单的方法可以帮助小孙奶奶调整情绪。

应对过度通气

小孙奶奶见到孙子在校门口吃辣条、打闹，急得气都快透不过来。我们紧张、恐惧的时候心跳加快、呼吸急促，这些都是面对压力时自主神经调节产生的本能反应。但急促呼吸可能会造成"过度通气"，过度深快的呼吸会引起呼吸性碱中毒，造成身体发麻、手脚冰凉、全身抽搐、头晕头痛，严重时甚至会像小孙奶奶一样瘫倒在地。这时候找一个干净的纸袋，对着纸袋呼吸，将过快呼出的二氧化碳重新吸入体内能够防止过度换气症状发生。若没有纸袋，可以屈起手掌成握杯状，罩住口鼻呼吸。在日常生活中，建议小孙奶奶练习腹式呼吸，习惯在紧张时降低呼吸频率，缓慢放松地呼吸。

注意转移法

小孙奶奶的所有注意力都聚焦在孙子的"哮喘"上，产生了一系列焦虑的情绪和过度保护行为。

小孙奶奶也想摆脱过度紧张的情绪，但越是想摆脱就越是深陷其中，越来越心烦，这就是心理学中说的"白熊效应"。就是当你越想忘记"白熊"时，就越会不自觉地对"白熊"保持持续的关注，眼前会立刻浮现出"白熊"的画面，反而记得越清楚。换句话说，当小孙奶奶告诉自己不要去想孙子的病、不要紧张的时候，她的注意力其实已经完全落在了这件事上，只会越来越紧张。我们可以尝试用"要干什么"代替"不要干什么"。比如当紧张、睡不好的时候，与其跟自己说"不要想太多，不然晚上又要睡不好"，不如尝试睡前做一些放松的活动，比如泡泡脚、听听舒缓的音乐、看看报纸或者想象一些轻松的画面、回忆某个愉快放松的场景。

向家人和朋友求助

　　小孙有妈妈、有爷爷、有外公外婆，但长期以来小孙奶奶生怕孙子和儿子一样会遭遇不幸，不让其他人"插手"照顾孙子，有关孙子的一切事情都要听自己的号令。她把所有的家务事都扛在了自己身上，很累很辛苦，一有压力就会觉得孤立无援。建议小孙奶奶尝试听听其他家庭成员的意见。小孙可能根本就没有得"哮喘"，即便得了"哮喘"，生活中可能也没有那么多的禁忌。此外，有家人、朋友共同分担压力，小孙奶奶也能放松许多。

（王渊）

处方笺

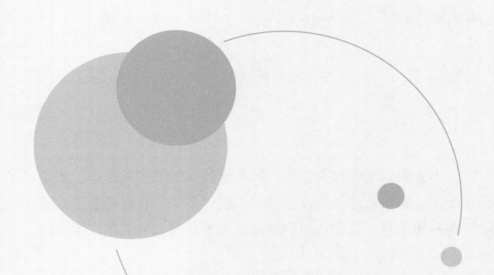

肿瘤患者心理

热点问题

医师：＿＿＿＿＿＿＿＿＿＿＿＿

临床名医的心血之作……

确诊肿瘤，失眠、焦虑、抑郁怎么办？

对于不少肿瘤患者而言，在得知确诊肿瘤的那刻起压力、焦虑便随之而生。害怕就医、治疗，经常失眠、多梦，有时还会不自觉地脑补各种坏消息。这些负面的情绪给患者自身和家庭都产生了很大影响。

如何科学面对这些情绪？如何正确走出恐惧、抑郁的阴影？今天就让心理专家来帮你！

确诊肿瘤后患者心理表现的五大阶段

否认期。刚得知患有癌症时，心理防御机制会启动"否认"的方式来保护自己，从而减轻痛苦的体验，给内心以缓冲来适应这个意外的打击。例如：认为医生误诊，反复去各大医院复查，期待有新的检查结果或者奇迹发生。

愤怒期。在确认了病情后，由于无法再"否认"事实，该阶

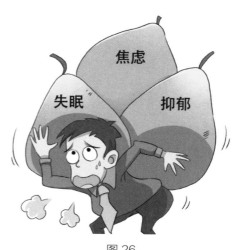

图 26

段患者会以"攻击"来防御心理冲突，开始出现强烈的愤怒情绪。可能表现为哭闹、怨天尤人、责怪命运不公，甚至与他人发生争执等来释放恐惧和痛苦情绪。

妥协期。经过前期的愤怒宣泄，患者逐渐接受患病的现实。此阶段的患者求治意愿强烈，故而有较良好的依从性。还有部分患者由于治病心切，而出现过度治疗甚至病急乱投医的现象。

抑郁期。经过长时间的治疗，治疗所引起的副作用或者治疗的效果未达到患者的心理预期。同时，治疗费用也给家庭造成巨大的负担，家庭内部易引发矛盾，使整个家庭都笼罩在悲伤和不安中。患者此时身心俱疲逐渐对治疗失去信心，轻者郁郁寡欢、沉默寡言、不愿与他人接触；重者悲观厌世，甚至产生绝望、轻生的念头和行为。

平静期。患者接受了手术、化疗、放疗等治疗，同时也经历了一系列的心理变化。患者会重新接受事实，虽然仍有身心的痛苦挣扎，但心境逐渐归于平和、坦然面对。在肿瘤治疗晚期，患者常常表现出异乎寻常的平静。

肿瘤患者整夜失眠，是不是熬一熬就自然会过去？

失眠与肿瘤互为因果：长期的失眠可能诱导肿瘤的发生、发展；肿瘤的确诊和治疗有时对患者又是很大的打击，促使了失眠的出现与加重。肿瘤患者失眠的好转受多种因素影响，包括易感因素、诱发因素、维持因素等。

（1）易感因素：主要包括年龄、性别、失眠史、人格特征等因素，这些因素本身不会导致失眠，但它们可能会降低个体发生失眠的阈值，进而更易产生失眠。比如女性，有失眠家族史以及高警觉性人格特征如神经质、焦虑、追求完美等都是失眠易感因素。

（2）诱发因素：主要是指诱发失眠的各种应激事件。比如肿瘤的确诊，就是直接导致失眠的应激事件。

（3）维持因素：指诱因已经消除后仍持续存在一些导致失眠的因素。比如：抗癌治疗恢复过程中总是躺着缺少运动。另外，患者入睡前反复担心能否睡好，反而使大脑皮层过度兴奋难以入眠，而睡眠不佳进一步加重紧张情绪，造成恶性循环。

因此，有些人可能是一过性的失眠，很快就会好转，也有些人不是熬熬就能过去的，需要积极自我调整或者寻找专业人员的帮助。

肿瘤患者出现心理障碍后应如何进行医学干预？

躯体不适、经济压力、缺乏治疗信心、对疾病认识不足以及家庭社会因素都可造成肿瘤患者的负面情绪。若不及时得到疏解和改善，会发展为焦虑障碍、抑郁障碍、睡眠障碍等精神心理障碍，这在肿瘤患者中的比例可高达 30%~70%。因此，出现负性情绪不应该躲躲闪闪，惧怕就医，应该积极前往正规医疗机构得到专业的医学干预。

（1）就诊与评估：专科医院或综合医院的心理／精神科都可以就诊。近期复旦大学附属肿瘤医院也开设了心理医学科，挂号就诊非常方便。医生面诊需要与患者面对面交流，进行专业的"精神检查"，询问病史，了解个人成长经历、家族遗传史等，全面评估患者情况，因此建议患者本人来诊，而不是家属代为咨询。就诊过程中还会使用一些心理量表进行测评，用来辅助诊断及评估疾病严重程度。

（2）药物治疗：医生根据诊断及肿瘤患者的身体状况，对中重度的焦虑、抑郁、失眠等问题会处方相应的抗焦虑、抗抑郁、催眠类等药物。可能有些患者对服用精神科药品特别排斥，害怕不良反应、药物相互作用、依赖问题等，但是必要的药物干预对患者的总体康复更为重要，医生会帮助患者选择适合他们的药物，及时处理不良反应，因此患者朋友不必太过紧张。

（3）心理咨询、心理治疗：对于轻到中度心理问题的患者可以接受心理咨询或心理治疗。目前的治疗形式有个体治疗、家庭治疗、团体治疗等，根据患者的实际问题需求及心理咨询师、心理治疗师的专长进行匹配，进行个性化的治疗方案制定。

（4）心理康复治疗：通过生物反馈仪、脑反射治疗仪、微电流电刺激仪等，给予患者呼吸训练、身体放松训练、音乐治疗等，调节自主神经功能、体内神经递质、脑电活动水平等，达到生理心理松弛，改善焦虑、抑郁、失眠等症状。

对肿瘤患者心理问题的医学干预，需要精神科医师、心理咨询师、治疗师、护士、社会工作者、肿瘤专业医护人员、患者及家属共同参与，共同讨论患者的生存、治疗、康复及自尊等问题，帮助患者树立信心、正视疾病，保持对肿瘤导致的考验和挑战的智慧，明白生活所赋予他们及他们所爱的人的意义、价值和乐趣！

（于泽　冯威）

缓解肿瘤患者失眠、焦虑等不适，
这个疗法来试试

　　肿瘤患者常常会面对来自疾病本身及手术、放化疗、治疗费用等各方面的巨大压力。疾病获悉初期常会出现急性应激反应，进而表现出各种各样的心理问题。

　　焦虑、恐惧、抑郁、沮丧，这不仅让患者感到心理痛苦，也常会带来疲乏、紧张、失眠、疼痛等躯体不适感。长期负面的情绪如不能及时排解和处理，又会进一步影响患者的疾病治疗及康复，造成恶性循环。

　　如何能够缓解肿瘤患者抑郁、焦虑等不良情绪，改善睡眠质量等躯体不适，帮助患者实现全面心身康复呢？

　　除药物治疗外，还有很多心理康复治疗的方法，如：生物反馈治疗、脑反射治疗、音乐放松治疗等。今天我们一起了解一种非常安全有效的治疗方法——"生物反馈治疗"。

　　什么是生物反馈治疗？

　　生物反馈治疗是用高科技的治疗仪器采集我们不易察觉到的生理信号，如：呼吸、心率、肌电、脑电、皮温、心电等，转换成可视的多媒体图像信息，从而提示我们此时此刻的生理和心理状态。

患者通过反馈信号再结合放松的技术（音乐放松、肌肉放松、呼吸放松、冥想放松等），对自己的生理功能进行有意识地自我训练，让自己在放松舒适与紧张两种不同的状态下调整自己的身心状态，有意识地学会放松，从而调节自主神经功能，改善睡眠等，促进心理康复。

生物反馈治疗如何进行？

1. 生物反馈治疗中，治疗师会给患者佩戴一个蓝牙头戴，以此检测患者的肌电信号和心率变化等生理指标，并转化成多媒体画面——不同颜色的动画人形。动画人形的头部反映患者心理状态，身体反映患者身体放松状态。

2. 患者若处于比较紧张或大脑高速运转时，动画人形会变成紫色、红色或粉色，颜色越深代表心理状态越紧张。患者如果处于比较平静放松的状态，动画人形会逐渐变成蓝色或绿色，绿色表示最佳状态。

3. 患者通过人机互动不断强化训练，就可以学会自我觉察心理和身体的状态和感受，并在生活中去运用，从而更好地调节身心反应。

4. 具体操作流程

（1）患者舒适地坐好或躺好，保持环境整洁安静，光线柔和，温湿度适宜。

（2）治疗师给患者佩戴蓝牙头戴，注意松紧适宜，电极片接触前额皮肤，耳夹置于耳垂。

（3）治疗师设置好治疗程序，并告知患者大屏幕上与自己对应的动画人形。

（4）患者根据指导语做相应的练习，如：腹式呼吸、渐进肌肉放松、全身扫描放松等。

（5）患者根据动画人形颜色提示，在治疗师的指导下调整自己的练习方法，让自己心身达到更好的状态。

（6）治疗结束，患者轻摘头戴和耳夹慢慢起身，与治疗师交流反馈本次治疗相关情况，带好自己的随身物品离开治疗室。

生物反馈治疗常见问答

1. 生物反馈治疗是否有效

生物反馈的疗效要看患者的掌握程度和配合程度。该治疗根据行为治疗中的放松训练原理，结合信息采集技术，通过训练帮助患者掌握身心放松的技术，调节患者自主神经系统。因此，只要患者认真体会、反复训练，就会达到积极的治疗效果。

2. 生物反馈治疗会产生疼痛吗，对身体会有伤害吗

生物反馈治疗不会给你带来任何疼痛和创伤，是非常安全有效的非侵入性治疗方法。

3. 生物反馈治疗一次需要多长时间

一次生物反馈治疗约需要 20 分钟。

4. 在进行化疗和放疗期间，可以参加生物反馈治疗吗

生物反馈治疗可以帮助患者将心身调整到更好的状态，对患者躯体疾病的康复会起到很好的辅助作用。进行化疗和放疗期间只要患者病情稳定、行动方便是可以参加生物反馈治疗的。但行 PICC 置管术的患者，在体内置管期间不适宜参加生物反馈治疗的肌肉放松训练，其他内容可以参与。

5. 肿瘤手术期间可以进行生物反馈治疗吗

肿瘤术前，由于对疾病预后的担忧和对手术风险的恐惧，往往会产生焦虑、抑郁、睡眠障碍等问题。术前进行生物反馈治疗可以帮助患者改善心身状态。术后初期，患者体质较弱，而且可能留

置引流管，往返治疗过程有脱管风险，因此不建议进行生物反馈治疗。手术康复期，患者如无影响行动的置管，无淋巴水肿并发症，体力恢复正常，病情稳定，可以进行生物反馈治疗。

6. 生物反馈做多少次最好，有没有疗程

通常以十次为一个疗程，由于每位患者的情绪状态和身体状况不同，在具体的治疗中会根据实际情况对治疗方案进行调整，每周2~3次的治疗可以起到较好的巩固作用。

7. 生物反馈治疗可以替代精神心理科药物治疗吗

生物反馈主要是通过放松身心、调节自主神经功能起到治疗效果。对于轻度心理问题的患者可以单独开展此项治疗，对于中重度以上心理问题的患者，建议药物治疗，或者药物治疗联合生物反馈治疗、脑反射治疗、音乐放松治疗等其他心理康复治疗。

生物反馈疗法的适应证

1. 睡眠障碍；

2. 焦虑障碍；

3. 应激相关障碍；

4. 某些身心疾病：如原发性高血压、支气管哮喘、经前期紧张症和紧张性头痛等；

5. 消化道疾病及恢复骨骼肌正常运动功能的康复治疗；

6. 躯体疾病伴发抑郁、焦虑、失眠等心理问题。

生物反馈疗法的禁忌证

1. 各类急性期精神病患者；

2. 有自伤、自杀想法，冲动、毁物、兴奋不合作的患者；

3. 手术初期创口未痊愈的患者。

（刘群　冯威）

肿瘤患者失眠，不是吃点药那么简单

患者："医生啊，我想配点药。晚上一直睡不好，我朋友说她睡不好的时候就吃一片那个'什么唑仑'就好了，我也想配一点。"

医生："你好，你是初次就诊，在我问诊后你需要做一个详细的心理评估，我们再确定最终的治疗方案。"

患者："不是吧，医生，我就是配个药，其他没什么问题，就是睡不好，不需要做心理评估那么复杂。"

医生："每个人失眠的表现和原因不同，通过心理评估可以多维度反映你的心理状态和症状严重程度。"

患者："我去年在其他医院也做过，我把报告给你看好吗？"

医生："病情会有一定的波动，不会长期处于同一水平线上。一般超过 2~4 周，就需要重新进行心理评估，来反映当前的心理状态。"

患者："好的，医生。评估时间长吗？我挺赶时间的。"

医生："10~15 分钟就可以了。"

很多患者在医生提出需要进行心理评估时，都会产生不理解。一方面觉得麻烦："我时间很紧张，来不及做什么心理测评！"另一方面可能存在疑虑："为什么要做心理评估？""这些题目我好像在网上看到过。"等。

Q：为什么要做心理评估？

A：心理现象本身具有内隐性与复杂性，不同于身高、体重等外显的物理属性，人的心理特性无法直接测量，只能通过观察和测量外在行为进行间接评估。心理评估则是依据心理学的原则和方法，对所观察对象的心理活动或心理行为特性进行评价或测量，借助量表对特定心理特征进行量化描述。

通俗来讲，心理评估如同血常规、尿常规、心电图等一样，是临床上辅助诊断与治疗的一项常规检查。

Q：现在网上也有很多心理测验，为何还要到医院来做？

A：心理评估的结果并不能直接作为临床诊断。如果根据结果，盲目"对号入座"，轻易地给自己贴上"抑郁症""焦虑症""双相情感障碍""强迫症""厌食症"等标签，可能会导致误诊，增加心理负担。而另一部分可能已经达到临床诊断标准的患者，也可能因采用不正规的评估工具，延误了治疗时机，加重病情。

因此，当情绪或行为异常持续数周仍然不能缓解，或症状逐渐加重，需要到正规的心理科或精神科门诊就诊，在医生详细的问诊、精神检查、必要的辅助检查及心理评估后，得到专业的帮助。

心理科门诊心理评估的意义

1. 客观了解患者整体的心理状态；

2. 全面系统评估心理问题的严重程度；

3. 细致收集心理问题成因相关资料；

4. 量化监测治疗疗效及影响因素。

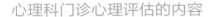

心理科门诊心理评估的内容

1. 初诊心理评估

目前心理医学科门诊或精神科常用的评定量表包括大体评定与症状评定，在个体总体心理健康与特定症状方面均进行测量，如七项广泛性焦虑障碍量表（GAD–7）、患者健康问卷抑郁量表（PHQ–9）、大体评定量表（GAS）等。有时医生也会结合人格测验、神经心理测验等量表进行更全面的评估，了解患者的人格特点及认知水平，如进行艾森克人格测验（EPQ）、韦氏智力测验等。肿瘤患者及家属因疾病、诊疗、家庭、经济等多种原因，出现心理问题时，应给予全面系统评估。评估结果会为医生提供多维度信息，以便更加全面地了解就诊者当前的心理状况，给予患者精准的诊疗方案。

2. 复诊心理评估

复诊时常用的评估量表包括治疗时出现的症状量表（TESS），对于合并肿瘤药物治疗的患者，应及时评估药物疗效，处理不良反应，调整治疗方案。治疗一段时间后，仍需定期评估有关症状的评定量表、大体评定量表等，以便全面掌握药物疗效及患者各治疗阶段心理状态，有助于巩固期、维持期及时地进行方案调整，辅助后期减药策略制定。

因此，心理评估绝不是简单的几张表格或问题，需要具备专业知识的从业人员，通过量表的结果分析、结合病史及精神检查中患者的言语表达、动作行为、情绪反应、思维过程等综合考量得出判断，帮助医生更好地开展临床诊疗工作。到心理医学科或精神科就诊，千万不要遗漏或忽视心理评估！

（余蔚　冯威）

总是担心复发转移，我该怎么办？

　　恶性肿瘤的疾病特点会让患者在病后总是充满恐惧，一方面是对治疗的未知，一方面是害怕死亡的突如其来。即使患者经过治疗后病情得以控制，然而担心疾病复发一直是患者挥之不去的噩梦。复发因个人体质和癌症分类分期的不同而各有差异，另外治疗的不规范不彻底也是癌症复发的原因之一。作为患者首先要搞清楚弄明白预防复发需要做些什么，比如定期到医院复查，积极配合医生治疗，增强自身免疫力等。对癌症会复发或进展可能性的恐惧、担心，是肿瘤患者常见的心理反应。很多患者甚至家属都长期生活在恐惧当中，寝食难安、彻夜难眠，长期承受着巨大的精神压力。可以尝试做到以下几点：首先活在当下，关注眼前、此刻的信息，比如看到什么、听到什么、触碰到什么、闻到什么或尝到什么，感受当下的任何事物，过好每一天，不要过分担心未来，更不要纠结过去。人的感官被当下的细节所占据，恐惧担心会自然而然离开人们的关注范围。其次学会感恩，对周围的人和事都要保持感恩的心，每天都写下让你感恩的事情，感谢的人，激发自己的感激之情。最后要行动起来，不断学习新的事物，坚持做有利于身体恢复的事情，比如健康饮食、规律运动、享受美景和阳光、和喜欢的朋友聊天，以及其他类似的事情。经常跟自己说：今天没有什么可怕，很多我们担心的事情并没有发生过。多想一想是不是会有好的事情发生。

（李园园）

什么是临终关怀?

　　临终关怀又称安宁照顾,是指由社会各层(护士、医生、社会工作者、志愿者等)组成的团队向临终患者及其家属提供的包括生理、心理和社会等方面在内的一种全面的支持和照料。临终关怀的主要特点是以患者为中心,针对住院患者各自的特点,以控制症状、姑息对症和支持疗法为主,采取生活护理、临终护理和心理、精神上的慰藉。临终关怀的目的不是单纯地延长生存时间,而是希望提高患者的生存质量,让濒死患者在减少身心痛苦之时,得到无

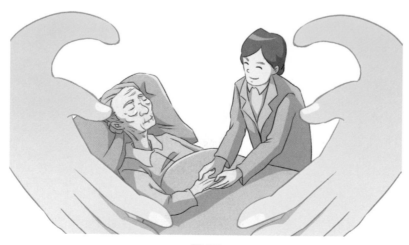

图27

微不至的关怀和温暖，包括家属的亲情与照护，使他们满怀尊严、宁静、坦然地辞别人生。

临终关怀，我们能做些什么？

1. 死亡教育

从自然界得到生命启示："花开花落。"

像孩童一样阅读绘本：《一片叶子落下来》《再见了，艾玛奶奶》……

生命是独一无二的，每个人一生的经历都不同，死亡并不可怕，只是生命的一道必然程序。自然界的生命是生生不息，永不停歇的，不断地轮回，有的生命悄然离去，有的生命则刚刚开始……

有生必有死，再精彩的生命也会有凋零的时刻，走过经历过才最重要。

即将离开世界的时候，保持平静和安详，就像踏上一辆开往远方的列车。

2. 生活照顾

（1）为患者提供温馨、舒适、安详的居住环境；

（2）悉心照料，保持身体整洁、形象良好的外貌状态；

（3）按照患者的喜好和习惯安排进食，经常协助其参加活动；

（4）提供一些简单轻松的娱乐活动。

3. 生理护理

（1）从疾病转向症状，看见"患者"，而不是"疾病"；

（2）维持舒适的体位，协助翻身、拍背等；

（3）尽可能解决生理不适，例如疼痛、呼吸不畅、恶心呕吐、厌食、便秘等；

（4）加强观察，监测生命体征，维持电解质平衡，营养支持。

4. 心理关怀

（1）医务人员与患者接触时要态度亲切友善，耐心倾听，了解患者的需求，关注患者的心理感受，提供患者需要的信息，尊重他们自己作决定的权利；

（2）家人的耐心陪伴非常重要，和临终患者在一起，多一些关爱和支持，帮助抒发情绪，减少孤独、恐惧、忧郁等；

（3）帮助患者和社会保持联系，以前的朋友、同事，许久未见的同学，甚至远房亲戚都可以加强联系，聊聊过去的事情，得到周围的支持；

（4）协助一些可行心愿的达成；

（5）如果需要可以提供专业的心理咨询或心理治疗服务。

5. 生命回顾

（1）思考生命的意义，生命的种种是否圆满地了结；

（2）哪些事情还需要处理，按照轻重缓急进行整理，依次完成，完不成的也会随缘；

（3）学会放下，放下孤独和恐惧，让过去的恩怨情结不再浮上心头，感谢那些帮助过自己的人，还未对他人说的话及时表露，跟大家一一道别，说再见。

6. 尝试用艺术来抚慰心灵

（1）音乐。静下心来，听一首舒缓的音乐，无论是舒伯特、贝多芬还是莫扎特，或者只是一首曾经喜欢的流行老歌。音乐有它的故事，可以感染我们的思想和情绪，旋律婉转流淌，放松身心。

（2）绘画。随心所欲地创作一幅画，简单的线条、圆圈，抑或是淡淡的水墨，用绘画的创作过程非语言的工具表达内心压抑的情感和冲突，并且在绘画的过程中得到疏解和满足。

（3）手工。绒线编织、缝制玩偶、美丽的剪纸……沉下心来，将注意力全部放在我们灵巧的双手上，沉浸其中，心无杂念，奇迹就会出现。

临终关怀的服务哲理，以照料为中心，维护尊严，提高生命质量，共同面对死亡。他们最希望的可能是亲人和爱人陪在身边，希望感受到坦然、舒适和安详。

（李园园）

处方笺

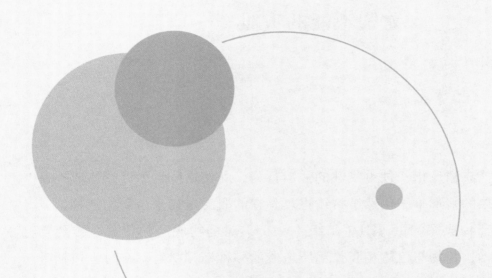

成瘾相关心理

热点问题

医师：＿＿＿＿＿＿＿＿＿

临床名医的心血之作……

欲罢不能的灾难——成瘾

成瘾是指一种重复性的强迫行为，即使这些行为已经造成不良后果的情形下，仍然被持续重复。它的概念最初来自药物依赖，或者药物成瘾。世界卫生组织（WHO）对药物成瘾的定义是：药物依赖是药物与机体相互作用所造成的一种精神状态，有时也包括身体状态。它表现出一种强迫性连续定期用该药的行为和其他反应，为的是要去感受它的精神效应，或是为了避免由于断药所引起的不适。目前成瘾的内涵不再局限于化学物质成瘾，也包括行为成瘾。行为成瘾的核心特征是患者沉迷于某种行为以获得精神快感，明知自己的行为有害却无法自控。

如果有下列的情况需要警惕是否已经成瘾：

（1）对某种精神活性物质或行为表现出强烈的渴求；

（2）出现耐受性，即需要不断增加对某种物质或行为的投入和关注，才能获得曾有的满足感；

（3）难以自制，不顾获得某种物质或进行某种行为的过程中可能造成的危害；

（4）为了获得某种物质或进行某种行为放弃重要的社交或者娱乐活动；

（5）减少某种物质摄入或某种行为后会出现躯体不适，比如打喷嚏、流涎、全身发抖、四肢无力、失眠、焦躁、烦躁不安、易激惹等；

（6）必须继续使用某种物质或者进行某种行为，才能减轻躯体不适；

（7）本身有停止摄入某种物质或进行某种行为的意向，或曾经戒除失败过；

（8）一旦开始摄入物质或者进行行为后难以停止；

（9）上述情况持续时间超过12个月。

成瘾问题如果不进行及时干预，会对个人和社会带来显著的影响，包括物质和行为成瘾带来的直接影响、伴随的医疗费用和家庭负担、长期并发症（例如抽烟可能导致肺癌、酒精成瘾可能导致肝硬化、静脉注射甲基苯丙胺会导致"冰毒嘴"等）和大脑功能损伤，以及后续社会功能的丧失（如失业、辍学等）。

（杨平原）

"无处不在"的成瘾

成瘾问题与我们的日常生活息息相关，许多身边习以为常的药品和生活用品都可能存在潜在的成瘾风险。成瘾物质不仅只有大家耳熟能详的传统毒品和合成毒品，还包括一些常用的处方药品（如止咳药、镇痛药、镇静催眠药等）、可吸入性溶剂及特殊气体等。

近年来，国内频繁报道在青少年中出现复方地芬诺酯片、复方曲马朵片、氨酚曲马朵片及右美沙芬口服单方制剂、依托咪酯注射

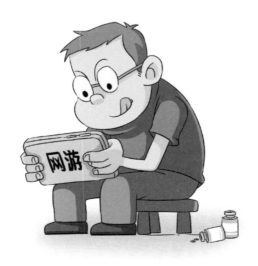

图28

剂、笑气等的滥用问题。此外，烟（尼古丁）、酒精的有害使用也会导致成瘾。行为成瘾成为全世界关注的热点之一。儿童青少年也是行为成瘾的高发群体，严重影响其身心健康发展。常见的行为成瘾包括网络成瘾、游戏成瘾、赌博成瘾等。

可能导致成瘾的化学物质包括：

（1）阿片类物质：传统毒品之一，属于初级毒品，目前仍然是全球最严重、对人类心身健康影响最大的精神活性物质。阿片类镇痛药可用于中到重度的疼痛治疗，此类镇痛药包括可待因、双氢可待因、氢吗啡酮、羟考酮、美沙酮、吗啡、芬太尼和哌替啶（杜冷丁）等，属于第一类精神药品，均应严格谨慎管理和使用。

（2）大麻类物质：传统毒品之一，属于世界三大毒品之一，由于种植和加工都比较容易，已成为当今西方国家最普及、最廉价的毒品，有"穷人的毒品"之称。

（3）可卡因类物质：在医疗中常被用作局部麻醉药或血管收缩剂。常见的可卡因类物质包括古柯叶、可卡因、快克（crack）等。

（4）苯丙胺类物质：由于其抑制食欲和中枢兴奋的作用，医疗上可用于治疗肥胖症、注意缺陷多动障碍等。此类毒品主要包括冰毒、摇头丸等。

（5）致幻剂：以麦角酸二乙胺（LSD）最具代表性。

（6）镇静催眠药：属于第二类精神药品，医疗上常用于抗焦虑、镇静催眠、抗惊厥、肌肉松弛等。主要包括苯二氮䓬类药物（如地西泮、咪达唑仑、氯硝西泮等）、非苯二氮䓬类（如右佐匹克隆、扎来普隆、唑吡坦、佐匹克隆、右美托咪定等）及巴比妥类（硫喷妥钠、巴比妥、戊巴比妥、苯巴比妥等）药物。

（7）非阿片类镇痛药：属于合法处方药。最常见的有阿司匹林、复方阿司匹林、非那西汀或其他非水杨酸盐制剂。

（8）吸入性溶剂：包括清洁剂、甲苯、丙酮、日用胶水、气雾性胶水、建筑成型材料中的混凝土喷料等。特点是易于获取，不易被发现。

（9）酒精：饮酒是一种颇为悠久而普遍的生活习惯和社会风俗。当饮酒的时间和量达到了一定的程度，并使饮酒者无法控制自己的饮酒行为，也会导致成瘾。

（10）尼古丁：尼古丁是一种神经毒素，吸烟者在主观上感觉吸烟可以解除疲劳、振作精神等，这是神经系统的一过性兴奋，实际上是由吸食尼古丁引起的欣快感。

（杨平原）

为什么会成瘾?

过去,当个体对酒精、毒品或赌博等成瘾时,就会被周围人认为是因为他们缺乏道德和意志力,经受不住诱惑,甚至是个人道德品质败坏。因此,通常由宗教组织和司法体系对成瘾人群进行行为矫正。20世纪后,出现了两种观点:"疾病论"认为"药物成瘾"本身是一种疾病,这种观点可以解释成瘾人群为什么不能控制自己滥用成瘾药物和赌博;而"性格论"则认为有一种所谓"成瘾性格"存在,具有这种性格特点的人更容易产生成瘾问题。

事实上,研究证明"疾病论""性格论"或缺乏意志力并不是导致成瘾问题的原因。成瘾的原因很复杂,且因人而异。目前认为成瘾行为的产生是由多因素共同参与的结果,包括:

(1)生理因素——大脑中存在一个"奖赏神经环路"。当奖赏环路被激活时,大脑会释放出化学物质(如多巴胺),让人感到快乐和放松。任何与生理需求相关的行为都能够激活奖赏环路,比如饥饿时进食,而进食后的良好感觉会让人想要继续进食。成瘾物质和行为能够通过激活奖赏环路,从而刺激人们重复使用药物或进行某种行为。

(2)心理因素——成瘾人群往往存在一些共同的心理行为特

征（寻求新奇的刺激和感觉，自控能力差，明显的焦虑，抑郁情绪等），或在人格上存在明显缺陷（反社会、情绪控制较差、易冲动、缺乏有效的防御机制、追求即刻满足等），这些特点与成瘾的发生发展互为因果。

（3）环境因素——家庭环境、同伴和朋友的影响、药物的可获得性、教育和文化背景等都不同程度地影响成瘾的发生发展。

在成瘾人群中，一部分人会寻求专业的戒瘾机构进行治疗；而另一部分人则在朋友、家人或健康服务机构的帮助下自我改变。当成瘾问题严重时，就需要相关专业人员的介入。在及时有效的干预和健康支持下，大部分成瘾问题是可以有效控制并最终康复的。

（杨平原）

正视游戏，远离"成瘾"

近年来，与游戏成瘾相关的不良事件屡见报道，成为许多家长的"心腹大患"，甚至孩子一玩游戏就让有的家长"如临大敌"，把孩子的一切问题都归因于玩游戏。其实，游戏行为本身并没有坏处，健康、合理的游戏行为有助于人类天性的抒发、智力的发展和创造力的提升。同时，也并不是所有游戏时间过长的行为就是游戏

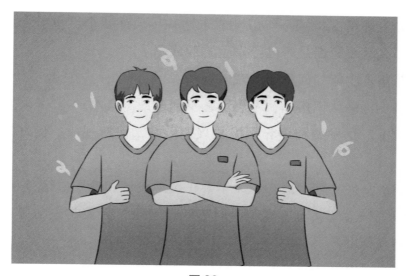

图29

成瘾。随着网络和电子竞技的发展，有一部分群体以"打游戏"作为自己的职业。在他们之中有电子竞技的职业选手，以直播游戏体验为生的主播，也有以帮助客户完成游戏内容的"代练"。他们每天需要花费 8 小时以上与游戏打交道，这是他们的工作并不是成瘾。对于普通人群而言，有时情绪不佳或者压力过大可能暂时可以通过大量玩游戏释放压力，但游戏之余仍然能有规律的正常生活，这也不是游戏成瘾。那到底什么是游戏成瘾呢？

游戏成瘾，又称游戏障碍，2018 年被世界卫生组织（WHO）正式纳入《国际疾病分类》第 11 版的精神疾病范畴，所以游戏障碍是一种精神疾病。

（1）不能控制地持续或反复玩游戏（"数字游戏"或"视频游戏"），包括在线或脱机；

（2）只顾玩游戏而放弃其他兴趣、活动，甚至不顾吃饭、睡觉；

（3）由于长时间玩游戏出现负面后果，仍无法停止；

（4）玩游戏的行为严重影响到个人、家庭、社会、教育、职业功能。

如上述情况持续一年以上或未达一年但症状很严重符合所有标准，那么就要警惕是否已经发生游戏成瘾了。

儿童青少年如何预防游戏成瘾？

（1）正确认识疾病，不恐惧，不回避，不夸大；

（2）广泛发展和培养积极的兴趣爱好，保持规律、良好的生活作息；

（3）掌握心理健康知识，学会正确地表达和疏导情绪；

（4）学会与父母、老师及时有效地沟通，必要时主动寻求专业的指导和帮助。

父母可以做些什么？

（1）尊重儿童青少年个性发展，提供私人空间；

（2）以身作则，避免在儿童青少年面前过度使用电子产品或者是玩游戏；

（3）适当监督和规范儿童青少年使用电子设备的时间，与他们一起讨论并制定规则；

（4）加强亲子陪伴，避免忽视；

（5）如果儿童青少年已经出现游戏成瘾，及时求医。

（杨平原）

警惕助眠"陷阱"

对于经常存在失眠的人群，有人喜欢用饮酒的方法来帮助自己入睡，解决在床上翻来覆去、胡思乱想睡不着的困扰，男性通常用烈酒或者啤酒，女性更多倾向于红酒。然而酒精可能是最容易被误解的助眠剂之一。酒精会通过三种方式影响睡眠：

（1）酒精被大众认为是一种镇静剂，对中枢神经起到抑制作用。饮酒者会把镇静作用误以为是睡眠。但镇静与睡眠不同，会有效地关闭神经细胞的放电。少量饮酒会抑制大脑皮层，使我们出现兴奋的感觉，往往表现为语言增多。当饮酒量增加，皮层下与小脑功能抑制，开始出现语言及行为不协调。

（2）酒精会使整个睡眠出现更多的觉醒，即睡眠变得碎片化。直接导致的后果就是醒来后不会因为睡眠而感到精力恢复。

（3）酒精会抑制快速眼动睡眠或者梦境睡眠。自然睡眠状态下，快速眼动睡眠有助于个体学习、记忆、恢复精力、调节情绪。当酒精代谢之后饮酒者会做更多强烈、生动的梦境以补偿在酒精作用下失去的快速眼动睡眠。

因此，对于入睡困难的人群，饮酒后入睡时间会明显缩短，前半夜会睡得比较沉，但持续时间短暂。加快入睡过程的代价是梦多、过早醒来，整体的睡眠时间不足，深度睡眠时间明显变少。酒精并不能真正改善睡眠，反而导致整体睡眠质量更差，并增加酒精滥用或成瘾等风险。如果你存在睡眠问题，不妨通过调整作息、健康饮食和适当运动等方法改善，必要时求助于专业人士，不必谈安眠药色变。

（杨平原）

安眠药"成瘾"的误区

睡眠是一件愉悦幸福的事情，有人却不能好好享受。他们长期受到失眠的困扰，影响工作、学习却又无计可施。与此同时，他们对安眠药又会产生抗拒心理。人们对安眠药成瘾性常常存在以下误区：

（1）"安眠药不能用，一用就会成瘾"，甚至认为安眠药是"毒品"；

（2）"失眠是病，病了就吃药，想吃就吃"，随意用药导致滥用或者成瘾；

（3）"保健品比药更安全"，耽误治疗，影响健康。

安眠药，又称镇静催眠药，包括巴比妥类、苯二氮䓬类药物、非苯二氮䓬类药物以及其他一些化合物。苯二氮䓬类药物是使用和滥用最广泛的药物。人们常说的"依赖安眠药"其实并不是真的成瘾，而是产生了耐药性，即需要服用更多的剂量才能产生原来相同的效果，但这个过程是可逆的，停药一段时间就会恢复。并不是所有使用者都有成瘾的风险，安眠药成瘾的危险因素包括：

（1）长期用药超过四周；

（2）大剂量用药；

（3）使用半衰期短的苯二氮䓬类药物；

（4）合并使用苯巴比妥类药物和苯二氮䓬类药物；

（5）长期饮酒助眠；

（6）与抗抑郁药联合使用。

应该怎么办？

（1）在医生的指导下"按需使用"和定期随诊；

（2）尽量避免长期大量服用同一种安眠药；

（3）改变不良的睡眠卫生习惯和不健康的行为生活方式，如按时起床、就寝，睡前不吸烟、饮酒或摄入刺激性的食物；

（4）长期的顽固性失眠应积极寻找病因，如焦虑、抑郁或其他躯体疾病等。

（杨平原）

"适量"饮酒有益于健康吗？

古者少康初作箕帚、秫酒。少康，杜康也。——许慎《说文解字》。

中国是酒的故乡，酒作为一种特殊的文化载体，在我国的历史发展中有着独特的地位。因此，在中国人的饭桌上酒是必不可少的。"喝得少"或者"不胜酒力"可能被认为是不谙社交的表现，甚至产生了"适量饮酒有益于健康"的说法。然而研究发现，我国每

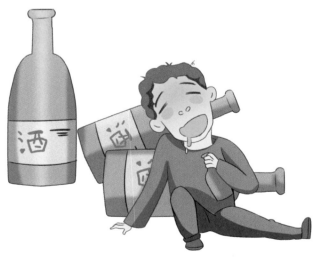

图 30

年因饮酒死亡的人数达到七十万左右。在 15~49 岁的男性中，酒精是导致死亡的"头号凶手"。

每天喝含 10 克酒精的一小杯红酒，出现健康问题的风险会增加 0.5%；

每天喝含 20 克酒精的两小杯红酒，出现健康问题的风险会飙升至 7%；

每天摄入 50 克纯酒精，即小半瓶红酒或者二两白酒或两瓶啤酒，健康问题的风险会暴涨到 37%。

因此，所谓的"安全饮酒量"是"0"。

另一方面，当反复或者持续性饮酒达到了一定程度，饮酒者逐渐无法控制自己的行为，并在减量或停饮后出现心理、躯体的特殊反应，则可认为发展成酒精成瘾。据统计，成年人一生中滴酒不沾者仅占 5%，除了完全禁酒者外，任何程度的饮酒者都可能是酒精成瘾的潜在人群。全球目前约有饮酒者超过 23 亿人，其中 2.37 亿男性和 4600 万女性酒精成瘾者，并呈逐年上升趋势。15~19 岁儿童青少年中约 27% 为目前饮酒者，有的在 15 岁以前就开始饮酒。酒精成瘾及相关问题已经成为仅次于心血管病、肿瘤位居第三的全球性公共卫生问题，给个人、家庭和社会带来严重的不良影响。

长期过量饮酒的危害如下。

（1）酒精有害使用：又称酒精滥用，饮酒者没有明显的耐受性增加或戒断症状。滥用者反复大量饮酒导致了明显的不良后果甚至触犯法律问题，如婚姻不和、影响家庭责任履行、酒驾、不能完成重要工作或学业等。

（2）酒精成瘾：饮酒者表现出对酒的强烈渴求，形成固定的饮酒模式，如晨起饮酒、在不应该饮酒的时间和场合也饮酒；停止饮酒出现坐立不安、肢体震颤、恶心、呕吐、出汗等症状。

（3）酒精中毒性精神障碍：长期慢性饮酒者可能出现神经精神

症状，如幻觉、记忆减退、情绪不稳定、共济失调、人格改变等。

（4）酒精相关躯体损害：消化系统，如急性胃炎、胰腺炎、胆囊炎、酒精性肝硬化、肝癌、胰腺癌等；神经系统，如周围神经病变、癫痫等；心血管系统，如冠心病、脑血管意外等；孕期饮酒可能还导致胎儿酒精综合征。

（杨平原）

No. 1656817

处方笺

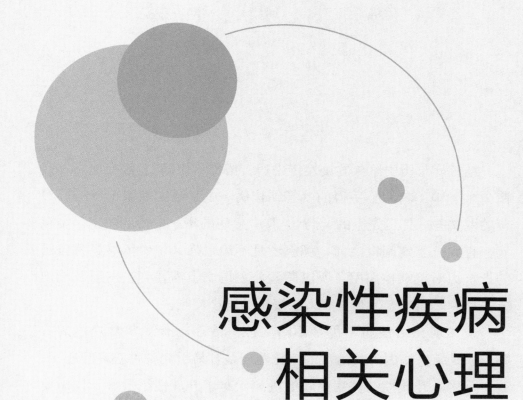

感染性疾病
相关心理
热点问题

医师：＿＿＿＿＿＿＿＿＿

临床名医的心血之作……

"痨病"的心理状态很重要

结核病是历史悠久的慢性传染病，俗称"痨病"。经典电影《茜茜公主》中，茜茜公主得的就是结核病。中学语文课本上有一篇经典的课文——鲁迅先生的《药》，其中患病的华小栓得的病也是结核病。直到抗生素问世之前，痨病还是不治之症，主要依靠患者自己的抵抗力对抗结核病菌，所以茜茜公主得病了需要到空气新鲜的地方去疗养，而华老栓则去蘸人血馒头给华小栓吃。

虽然现在结核病不再是不治之症，治疗也有了非常规范的方案，但是结核病因为其治疗的特殊性还是容易引起各种心理问题。

首先是开放性结核病患者的隔离。对于开放性结核病不仅需要规范的抗生素联合治疗，而且需要患者在传染病医院隔离治疗，一般至少三个月时间。这样的隔离会让患者不得不脱离原有的生活，如中断学业、中断工作等，这对患者而言是重大的应激事件，在安心养病的同时需要及时调整学习、生活和工作的安排。

其次，药物的不良反应。结核病的治疗方案虽然非常成熟，但需要同时使用多种抗生素，这些药物确实存在一定的不良反应，需要检测肝肾功能，并且长期服用异烟肼本身也会导致抑郁情绪的产生，所以在服药过程中仍需要规范地检测。

最后，避免病耻感。现在随着社会的发展，经过规范治疗，结核病导致严重并发症的比较少，整个社会对于结核病患者也比较宽容，出现病耻感的患者减少很多。积极配合治疗，认真锻炼身体，可以帮助患者尽快恢复社会功能。

需要指出的是，罹患结核病期间，患者如果出现了明显的情绪问题，还是建议到专业心理医生处就诊。

（叶尘宇）

艾滋病的心病更可怕?

提到艾滋病,人们就想到了不是癌症的癌症。艾滋病是 20 世纪 80 年代才开始出现并流行的传染病,由于其特殊的传播方式,人们对其非常恐惧。

艾滋病本质是 HIV 感染后导致的免疫功能下降,最开始的数年至十余年可无任何临床表现。一旦出现免疫功能下降,患者就会出现各种临床表现。一般初期的症状如同普通感冒、流感样,伴有全身疲劳无力、食欲减退、发热等,随着病情的加重,症状日见增多,如皮肤、黏膜出现白色念珠菌感染,出现单纯疱疹、带状疱疹、紫斑、血疱、瘀血斑等;之后渐渐侵犯患者内脏器官,出现原

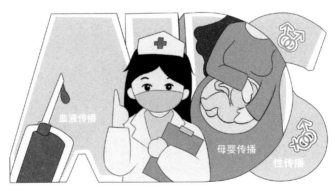

图 31

因不明的持续性发热，发热可长达 3~4 个月；还会出现咳嗽、气促、呼吸困难、持续性腹泻、便血、肝脾肿大、并发恶性肿瘤等。临床症状复杂多变，但每个患者并非上述所有症状全都出现。侵犯肺部时常出现呼吸困难、胸痛、咳嗽等；侵犯胃肠可引起持续性腹泻、腹痛、消瘦无力等，还可侵犯神经系统和心血管系统。

随着现代医学的发展，艾滋病患者经过规范的治疗有望获得普通人群的预期寿命，因此艾滋病引起的心理问题越来越受到重视。艾滋病作为一种病毒，可能感染脑部，本身就会引起一定的精神症状，这些症状都是非特异性的，可以表现为抑郁、焦虑、烦躁、注意力不集中、情绪不稳定、记忆力下降等，很难说这些症状有什么特别之处，本身罹患疾病也会有这些症状。有些严重的患者会有一定的偏执症状，甚至出现幻觉。在药物治疗过程中，药物的不良反应也会导致一定的心理问题，这些症状往往和艾滋病所致的精神症状有重叠，很难判断到底是哪种情况引起的。但是现在随着鸡尾酒疗法的日趋成熟，艾滋病本身导致的脑部症状已经比较少见了。

艾滋病因其特殊的传播方式，病耻感会尤其强烈。有时疾病处于稳定期，但患者却已经被排斥在整个社会之外了，并且对患者有着敌意和歧视，甚至患者的家属也一样被排斥。一部美国电影《波板鞋走天下》中就描述了一个问题儿童和艾滋病儿童一起离家出走寻找治疗疾病方式的故事。这部电影就很好地呈现了社区的邻居、离家途中遇到的路人、居心不良的坏人对于患儿的恐惧和隔离。

随着艾滋病患者的生存期越来越长，他们的合法权益如何保障也引起了人们的重视，也应制定相应的法律法规和政策保护艾滋病患者免受歧视。这些都需要每一个人的努力。

（叶尘宇）

我怎么变脆弱了？

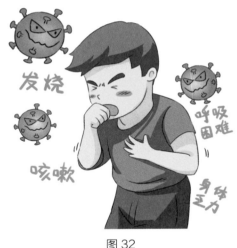

图32

新型冠状病毒肺炎是一种病毒性传染疾病。有部分人群康复后，觉得自己和以前变化很大。除了身体变得虚弱外，还出现了失眠、焦虑等精神心理症状。有些人原本有失眠、焦虑、抑郁，需长期服用药物治疗，本已稳定的病情，好像火药桶一样再次被点燃，以往的药物需要加大剂量甚至无效。这些情况是什么原因导致的？我们该如何处理呢？

首先回答第一个问题：

已有大量研究表明新型冠状病毒会直接感染人类神经系统，对大脑造成影响。不仅如此，人体对新冠病毒的反应也可能会损伤神经系统。因此出现这些精神心理症状是机体一个正常反应，是疾病康复的一个阶段，不必过于担心。

有些人感染后会出现失眠、焦虑等症状，有些人则没有。这与不同毒株的特点有关，也与个体间的差异有关。正如"一千个读者眼中就会有一千个哈姆雷特"，不必太在意自己与其他人症状是不是一样以及恢复时间的长短。

那么"阳康"后的症状主要有哪些呢？

失眠：失眠可以表现为难以入睡、睡眠浅、多梦、醒得早。很多人白天精力不济，容易困倦，乏力，严重影响生活质量。

焦虑：是一种担忧、烦躁情绪。有些人莫名其妙会觉得不安，严重者会觉得大祸临头，害怕，恐惧。有些人会对一些特定场合焦虑，甚至刻意回避。

抑郁：主要表现为情绪低落，不开心，压抑；还可表现为兴趣下降，难以感到愉悦，缺乏动力。如果表现为悲伤，难过，不开心，很多人能发觉自己情绪上的问题。但是还有一部分人没有"那么"不开心，"那么"难过，只是情绪总体来讲低沉，对很多事情提不起兴趣，不想去做，好像一具行尸走肉，这也是抑郁的一种表现。

"脑雾"：严格来讲，这不是一个专业术语，它代表的是认知功能损害。表现为注意力难以集中，记忆力下降，工作效率下降，容易出错。

我怎么知道自己是不是有上述症状？是不是很严重？睡眠、焦虑、抑郁有很多自评工具，这里推荐几个比较简单方便的自评量表，帮助大家自我评测。第一个是抑郁自评量表（PHQ-9），第二个

PHQ-9   GAD-7   SRSS

是焦虑自评量表（GAD-7），第三个是由中国心理卫生协会常务理事、中国健康心理学杂志执行主编李建明教授编制的睡眠状况自评量表（SRSS）。

如果上述症状严重干扰了自己的生活该怎么办呢？

不要勉强自己，首先要保证休息，合理饮食，适度运动，保证健康生活方式是康复最重要的武器。机体自我修复能力很强大。

如果失眠、焦虑、抑郁等情绪严重影响日常生活，且没有好转甚至加重，请及时就医。医生会根据情况给出相应治疗方案。遵医嘱治疗，合理服用药物有助于改善症状。

如果存在伤人、自伤甚至自杀的想法及行为，自己难以控制，不要犹豫，及时寻求他人与医生的帮助。

（李海滨）